図解

専門医がサポートする！

しつこい頭痛をぐんぐん解消させる！最新治療と正しい知識

監修
東京女子医科大学脳神経外科頭痛外来客員教授
清水俊彦

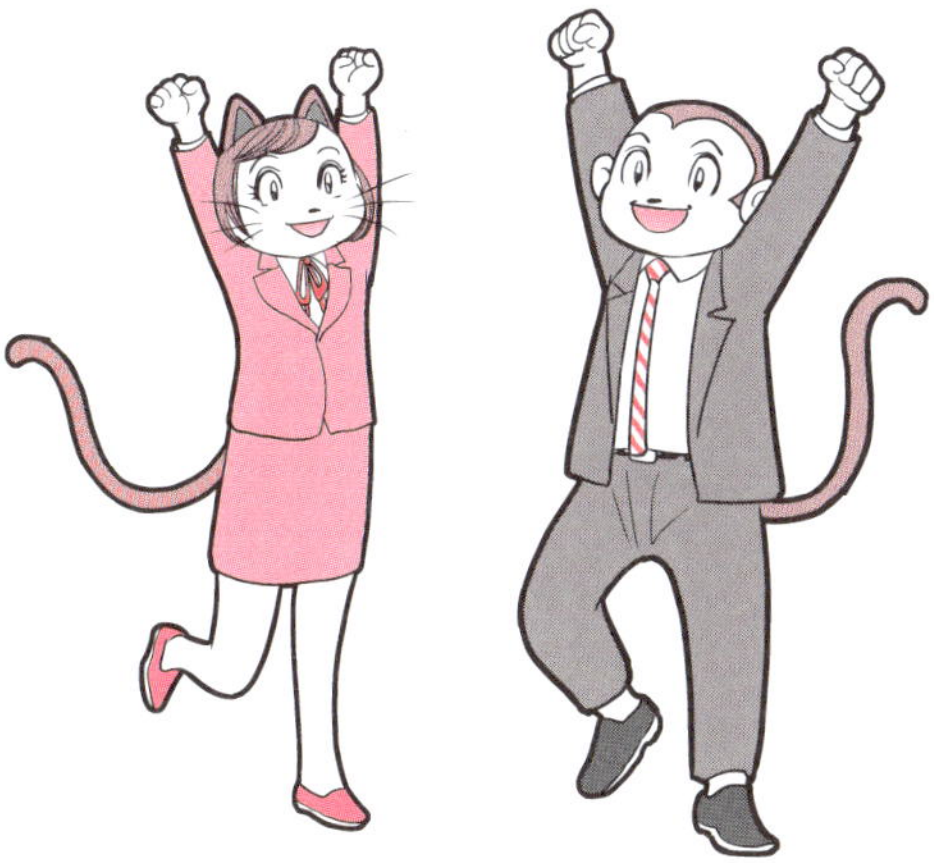

日東書院

はじめに

あなたは、慢性頭痛はよくならないとあきらめて、がまんして放置したり、または市販の鎮痛薬が手放せなくなったりしていませんか？

いわゆる〝頭痛持ち〟と呼ばれる慢性頭痛に悩んでいる日本人は、約4000万人に及ぶといわれます。国際的な診断基準では、100種類以上の頭痛があります。代表的な慢性頭痛は、「片頭痛」「群発頭痛」「緊張型頭痛」の3つです。

日本では、ストレスから起こる緊張型頭痛が圧倒的に多く、慢性頭痛の患者さんの約半数を占めています。片頭痛の患者さんも決して少なくはなく、国内に840万人以上いるといわれていて、その約8割が女性です。頭痛はありふれた症状ですが、頭痛そのものが治療対象となる、れっきとした病気です。

なぜこんなことをいうのかというと、日本の場合、慢性頭痛を訴えて医師に診てもらう受診率は、欧米に比べるとはるかに低いことが報告されているからです。

その背景には、日本では頭痛を病気として認識しておらず、いくら頭が痛くてもがまんするのが当たり前という風潮や、医療現場でも頭痛は命に別状がないと軽視する傾向があったという事実もあるのです。その結果、適切な治療を受けられないまま、やむなく頭痛を放置してきた人もいるのではないでしょうか。

しかし、医学は進歩し、片頭痛を正しい薬で治療する重要性、がまんして生じるリスクなど、多くのことが解明されてきたのです。

長年、慢性頭痛に苦しんだ患者さんには、めまい、耳鳴り、難聴、不眠などを訴える人が多いのです。片頭痛にしろ、群発頭痛にしろ、緊張型頭痛にしろ、その水面下では、大なり小なり脳神経の慢性的な興奮状態がみられるということが判明したのです。

私たち研究チームは、脳の興奮に由来する難治性のめまい、耳鳴り、難聴、不眠などの症状を伴う新たな疾患として、国際的に「脳過敏症候群」を提唱させていただきました。つまり、「慢性頭痛＝《イコール》脳の過敏性」というわけです。

本書では、慢性頭痛、脳過敏症候群、頭痛軽減習慣術についてわかりやすく解説しています。これ以上、慢性頭痛を悪化させないためにもがまんや放置をせず、頭痛の原因把握に努め、生活習慣を改善するのが治療の第一歩です。


東京女子医科大学脳神経外科頭痛外来客員教授　**清水　俊彦**

目次

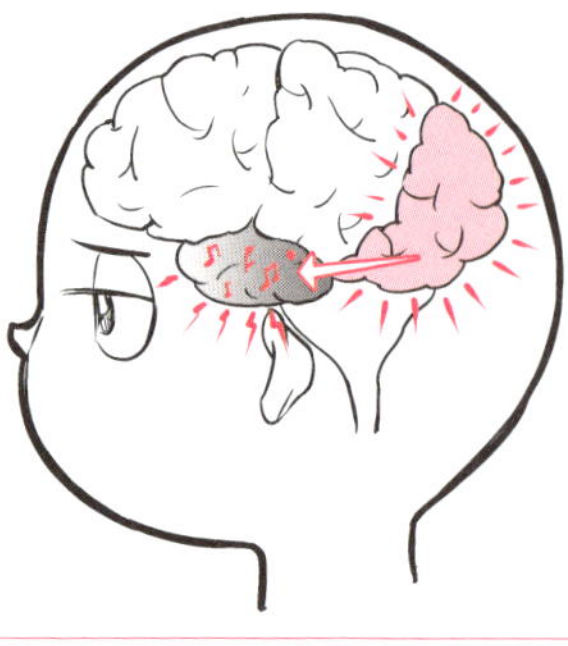

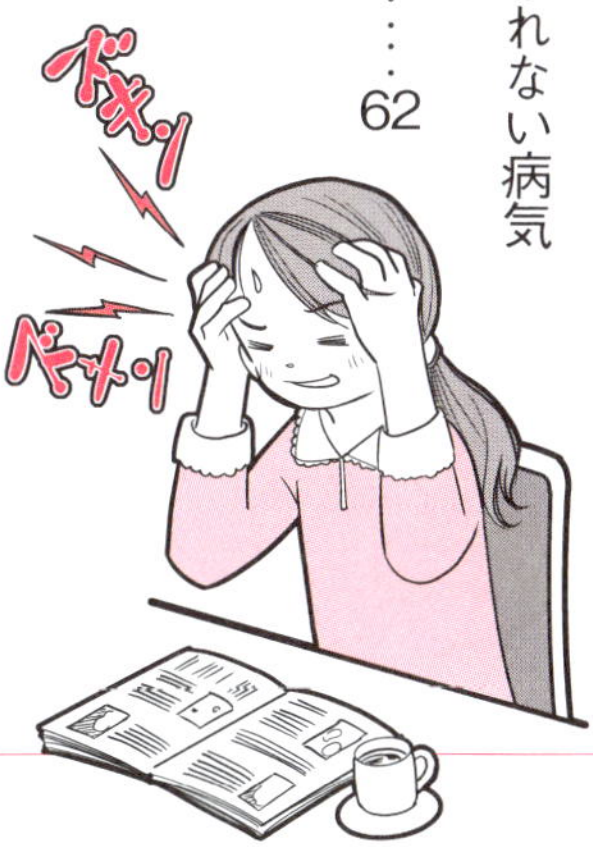
ズキッ!

目次

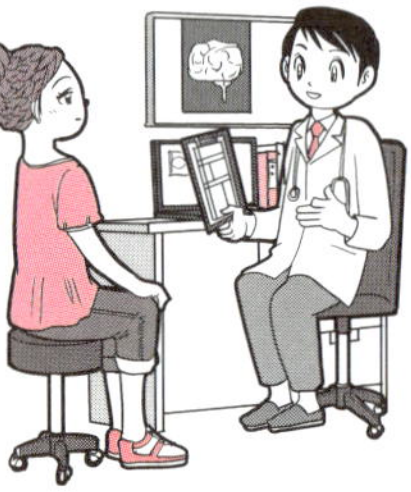

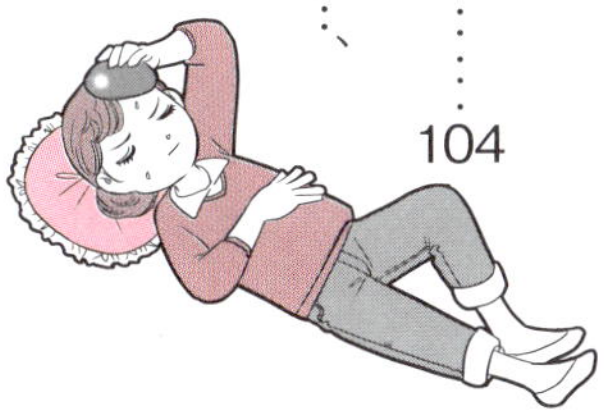

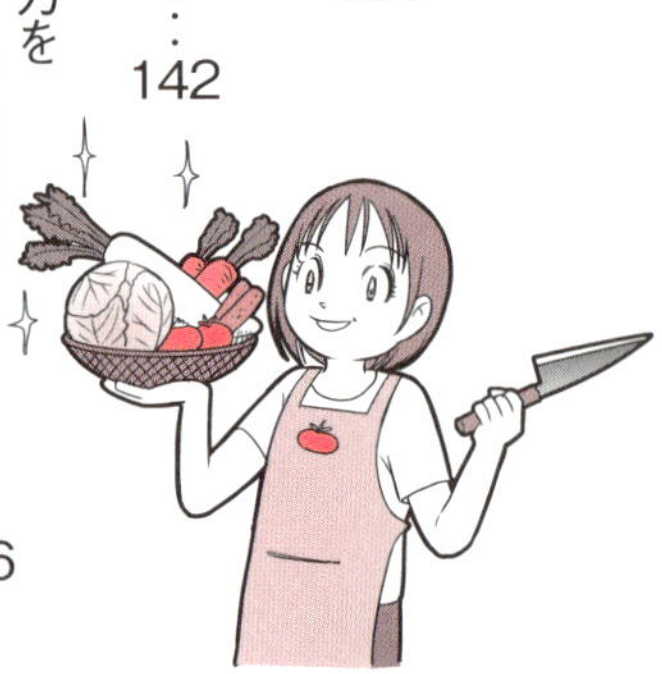

序章

頭の中に蝉が1000匹、誰かが太鼓を叩いている

患者さんによっては、「頭の中で蝉《せみ》が 1000 匹鳴いているようだ」「頭の中で誰かが太鼓を叩いているみたい」とたとえるほど、激しい音が聴こえる頭痛の正体とは。

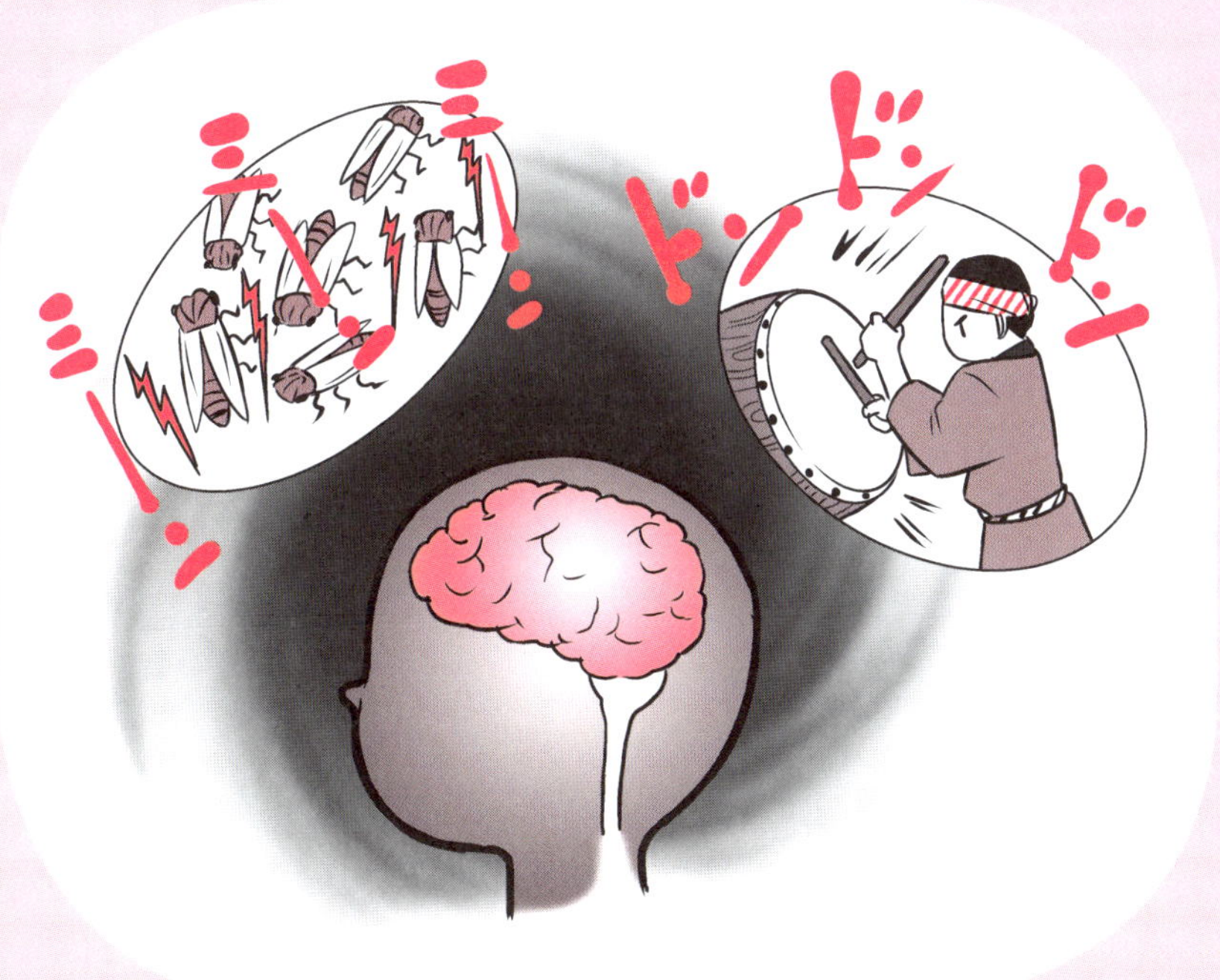

「頭鳴」という名の耳鳴りを訴える患者さんが後を絶たない

みなさんの中には、耳鳴りに悩まされ、耳鼻科を受診したけれども、検査では異常はみつからず、「原因不明の突発性難聴」や「年のせいだから治らない」などといわれ、半ば治療をあきらめ、悲観的になっている人もいるのではないでしょうか。

頑固な耳鳴りで夜も眠れず、聴力も減弱し、日常生活にも支障をきたし、なんとか治してほしいという悲鳴ともとれる主訴で来院する中高年の患者さんが後を絶たないのです。

このような原因不明の耳鳴りの原因は、じつは耳の障害ではなく、その奥にある〝脳の興奮〟であることがほとんどなのです。人間の聴覚経路は、鼓膜にはじまり、最終的には大脳の側頭葉にある聴覚中枢で情報処理されます。なんらかの原因で、この聴覚中枢にトラブルが生じると、通常なんでもない外耳からの音が、変調をきたした異常な音として認識され、難治性の耳鳴りとして捉えられていることが多いのです。このような〝頭の中で音がする〟という症状は、医学用語で「頭鳴《ずめい》」と呼ばれています。

脳神経外科頭痛外来の専門医である私がなぜ、このような「頭鳴」という名の耳鳴り

脳の興奮のメカニズム

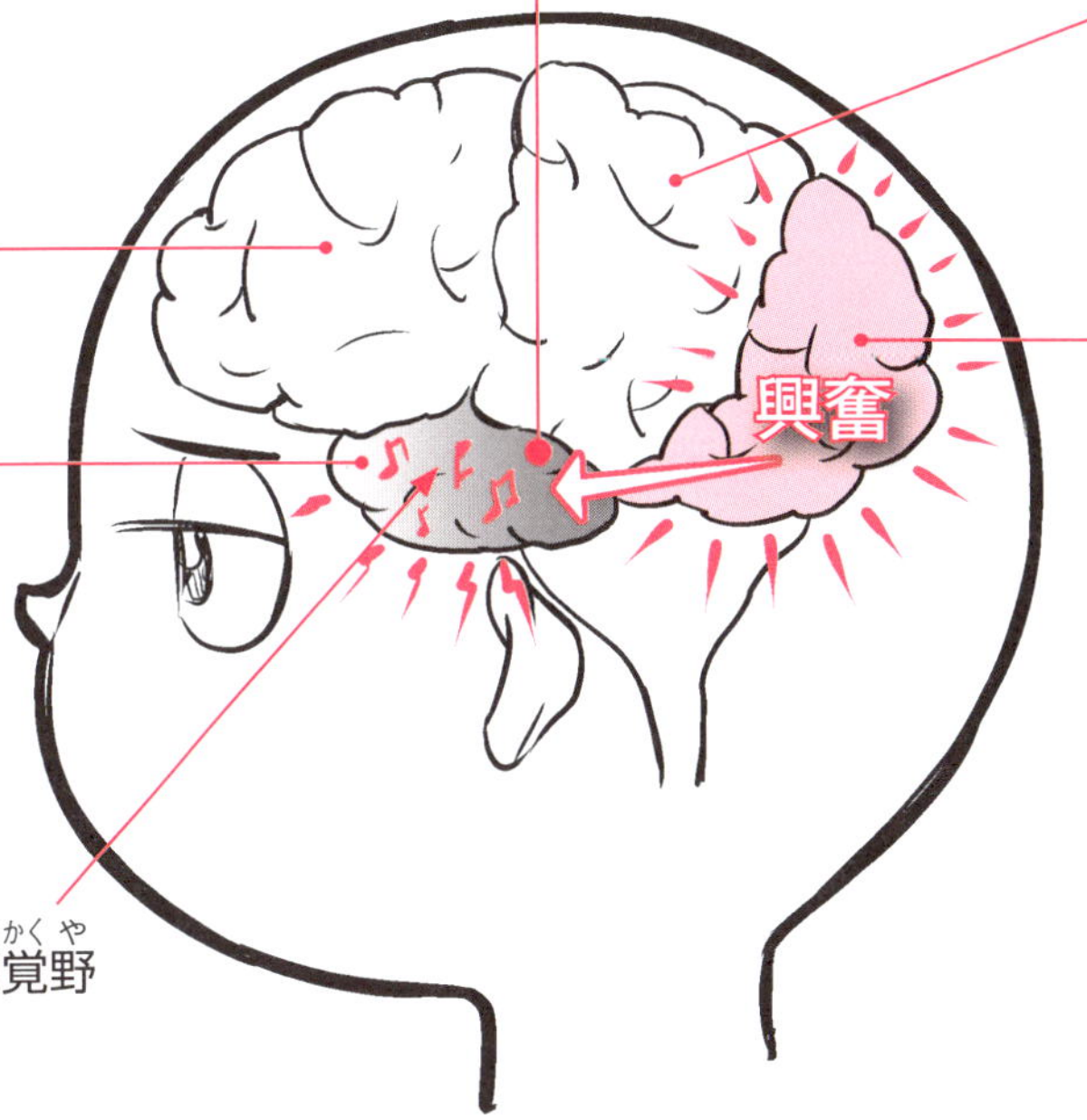

に興味を持ちはじめたのか、不思議に思われることでしょう。

じつは、頭痛患者さんの中には、耳鳴り、めまい、難聴を訴える人が多いのです。

長年片頭痛に対して適切な治療や対処を怠った結果、毎日頭が痛く、どこの病院へ行っても治らないという慢性化した片頭痛患者さんの大部分が、頭鳴を併発されていたと気づき、頭鳴症状と若いときの片頭痛との因果関係に関して、大脳生理学的な側面から検討を重ねてきました。

慢性化した「耳鳴り」は耳ではなく、「脳の興奮」が原因！

頭鳴《ずめい》と耳鳴りを区別するのは難しいものです。頭鳴は、頭の中で雑音が鳴り響くような症状です。患者さんによっては、「頭の中で蝉《せみ》が1000匹鳴いているようだ」「頭の中で誰かが太鼓を叩いているみたい」とたとえるほど、激しい音が聴こえるのが特徴です。このような症状が続くと、不眠、抑うつ感、食欲不振などに陥ることもあります。

では、どうして片頭痛が、頭鳴という耳鳴りに変化してしまうのでしょう。

片頭痛は、その頭の痛みの際、光や音などの刺激に対して過剰反応するという特徴があります。そうした症状は、後頭葉の興奮状態が側頭葉の聴覚中枢に伝わるために生じるとされています。

若いときに片頭痛の発作を何度となく繰り返し、その都度がまんしたり、鎮痛薬で痛みをごまかしたりしていると、聴覚中枢が慢性的に過敏な状態に陥ります。たとえ中高年になって片頭痛の痛みが軽減しても、慢性的な過敏状態のみが残ってしまい、それが頑固な頭鳴に変化してしまうのではないかと考えられているのです。

頭鳴と耳鳴りは別もの!?

両側の耳に起こる耳鳴りは
「頭鳴」かもしれない

↓

脳神経外科、神経内科

神経や脳の興奮による症状なら、脳神経外科や神経内科が専門。手足のしびれなどの神経症状もある場合には、直接こちらを受診。

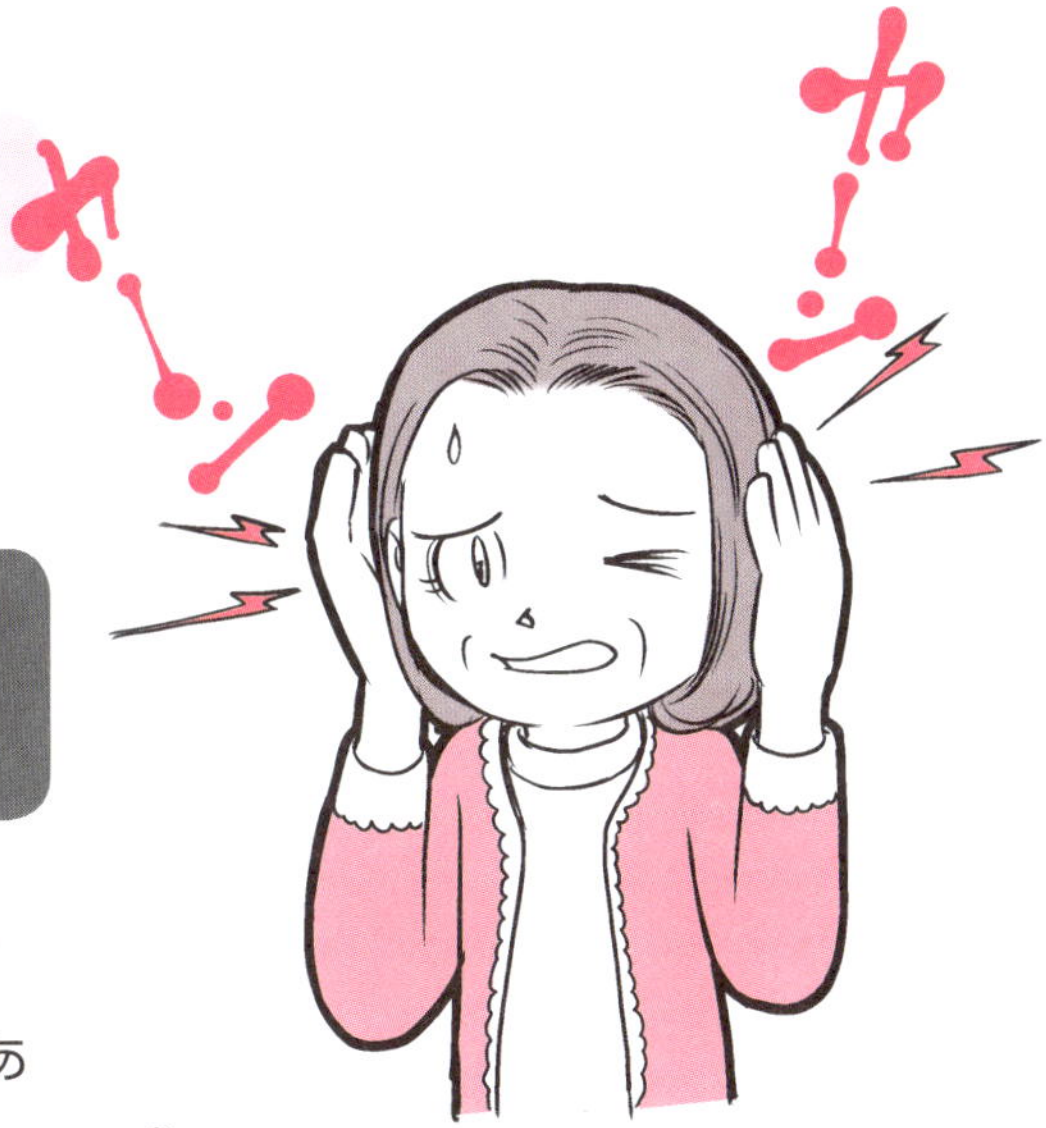

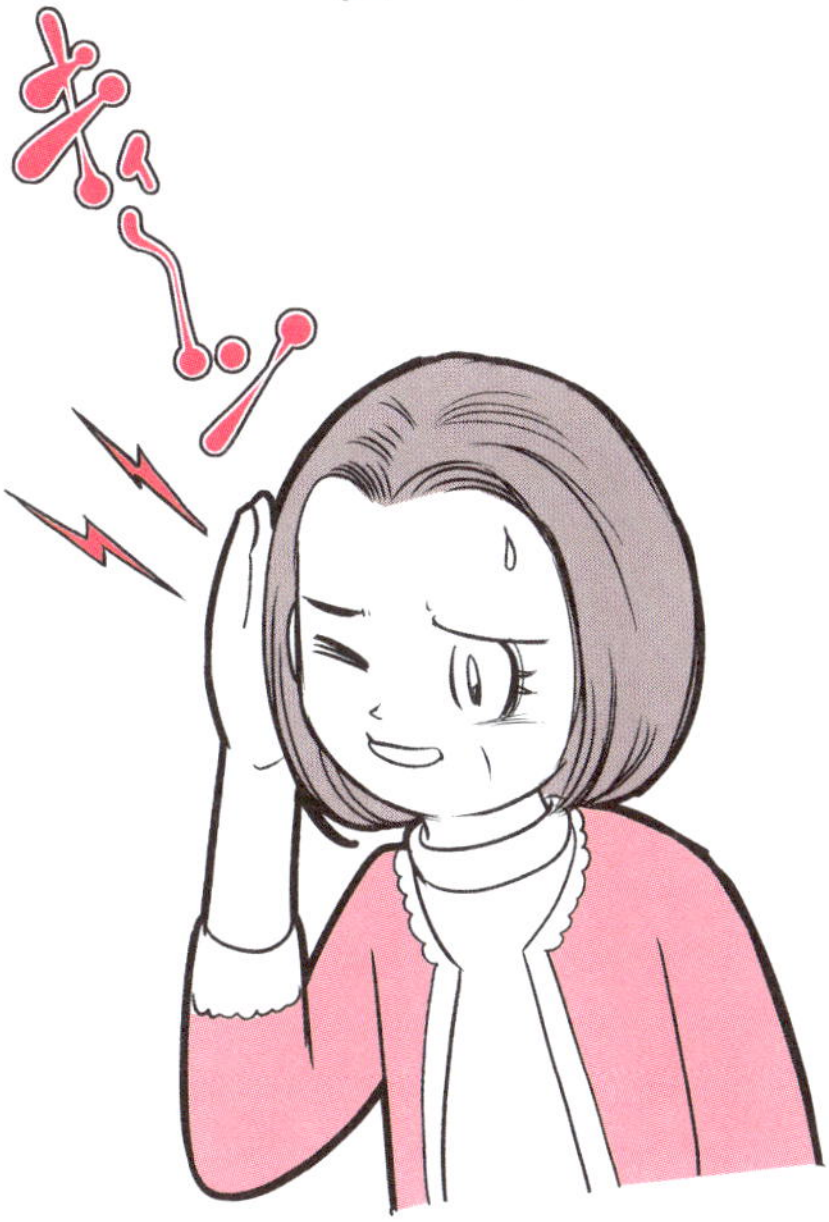

片側の耳鳴りだけなら
「耳の障害」の可能性が高い

↓

耳鼻咽喉科

耳鳴り、難聴、めまいなどが主症状なら、まずは耳鼻咽喉科を受診。耳に障害がないのに症状が続く場合は、脳神経外科、神経内科へ。

原因不明の「めまい」も、「脳の興奮」が引き起こすことがある

頭鳴《ずめい》症状をきたす患者さんの大半が共通して、めまい症状を訴えます。めまいというのも、ありふれたものであるにもかかわらず、多くの場合は原因不明とされ、長年にわたり確実な治療方法がみつからなかった病気のひとつです。突然、天地がひっくり返るようなめまい症状が、いつ、どこで、襲ってくるかわからないという恐怖感におびえ、不眠症状や不安感などを訴える患者さんが多いのです。

私は、「めまいも頭鳴と同じく〝脳の興奮〟から起こっているのではないか」という仮説を立て、頭鳴、めまい、難聴を訴える６４５人の患者さんを対象に、現病歴、既往歴、脳波所見の異常などを詳細に調べ、分析しました。

その結果、多くの患者さんから、「そういえば若いころには、天気が崩れる前や台風の前に、吐いてしまい動けなくなる頭痛（天気病み）が数日続くことがしばしばあった」とか、女性の場合には「月経のときには、頭が痛くて吐いて寝込んでいた」という回答を得たのです。それと同時に多くの人が、しつこい耳鳴りに悩まされていました。

脳の興奮が引き起こす場合、
突然、体がフワフワとふらつく、
後ろ髪を引っぱられるような
浮動性のめまいに襲われ、
吐き気がしたり、吐いて
寝込んでしまったりすることも。

**脳神経外科、
神経内科**

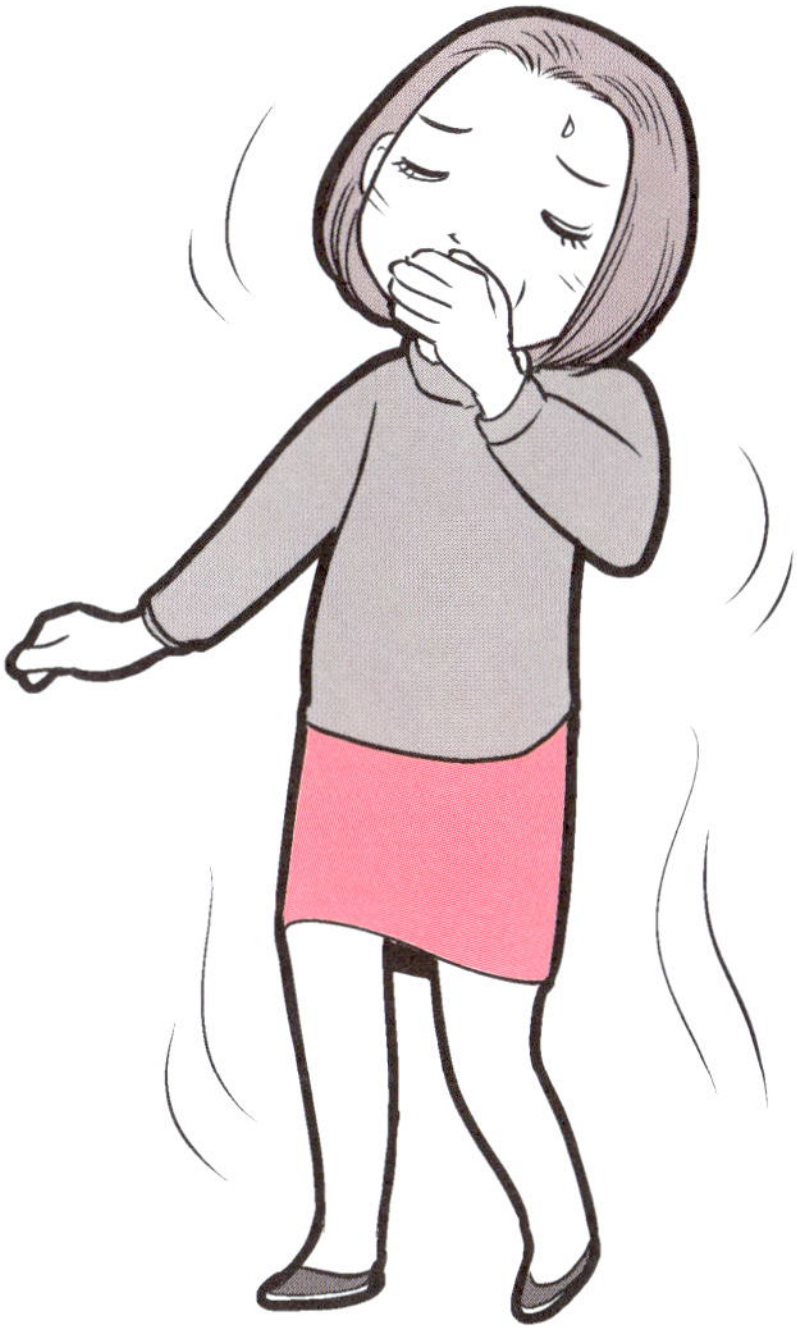

また、患者さん本人には頭痛の経験はなくとも、二親等以内の血縁者に頭痛持ちの人がいることも多々あったのです。これらは、まぎれもなく片頭痛の証《あか》しなのです。

これにより、頭痛、耳鳴り、めまい……、医学的にはあまり関連しないとされている症状がなんとなくつながっているのではないか、そして、これらすべての症状が脳の興奮、すなわち脳の過敏性の高さに端を発する症状ではないかという発想が私の中で導き出されたのです。

脳全体の過敏性が高まった状態、新型頭痛「脳過敏症候群」とは？

耳鳴りやめまいの原因は「耳」にあると、多くの人は考えています。ところが、ここに大きな問題があったのです。確かに耳の病気によるものもあります。ただ、多くの人、とくに中高年以降の人を悩ませているのは、原因不明の慢性化した耳鳴りやめまいです。

医療現場では、頭部ＣＴスキャンやＭＲＩといった先進の画像検査を行い、脳やその周辺組織の目に見える異常（脳梗塞や脳出血などの脳血管障害）によって引き起こる耳鳴りやめまいに関しては、生命予後にかかわることもあるため重要視されてきたのです。

しかし、明らかな異常がみつからず、生命予後に支障をきたさない耳鳴りやめまいに関しては、加齢に伴う血流障害が原因であると診断され、血流改善薬やビタミン剤を処方されるだけで、根本的な治療方法はなく、再発が繰り返されてきたのです。

元来、耳鳴りやめまいは治らないといわれ、まともに取り合ってもらえず、医師に見放されがちだったわけです。

片頭痛のある人は耳鳴りやめまいも要注意！

片頭痛、耳鳴り、めまい、これらの症状の表現は異なるものの、すべて同一の原因、脳の過敏性の高さから起こっている可能性が高いことが解明されつつあるのです。

頭痛の専門医でつくる私たちの研究グループは、慢性頭痛への長年の不適切な対応がまねく、このような慢性的な脳の異常な興奮によるさまざまな不快症状の総称を「脳過敏症候群」と命名しました。そして、新たな病名および病状として、2010年に日本頭痛学会、2011年に国際頭痛学会（ベルリン）において国際的に提唱したのです。

脳過敏症候群の一つひとつの症状は個別のものであり、どれも頭痛との関連を想像しがたい症状ではあります。しかし、脳過敏症候群は、片頭痛のような慢性頭痛が姿を変えた「新型頭痛」ということもできるのです。脳過敏症候群は、文字どおり「脳がささいな刺激にも過剰に反応して、神経的な興奮を起こしやすい状態」なのですが、治療で改善する可能性を秘めた症状の総称なのです。

「片頭痛」患者は８４０万人以上、その大半は思春期から中高年にいたる女性

片頭痛に悩まされている日本人は、８４０万人を上回ると推定されています。その大半は、思春期から中高年にいたる女性なのです。

では、なぜ女性に片頭痛が起こりやすいのでしょう。片頭痛には、女性特有の「月経」という生理現象が深く関係しています。とくに20～40歳代の女性は、女性ホルモンのエストロゲン（卵胞ホルモン）の分泌が急激に変動する月経時を含む月経前後や排卵期に頭痛が起こりやすくなるのです。月経周期に伴ってあらわれる頭痛は、片頭痛の可能性が高く、このような片頭痛は、医学用語では「月経関連片頭痛」と呼ばれています。

実際には、月経前後や排卵期にあらわれる頭痛を、生理痛や排卵痛の一症状だと思っている女性が多いようです。しかし、月経時の頭の痛みは立派な片頭痛であることを認識してほしいと思います。

また、母と娘が片頭痛というケースがよくみられますが、片頭痛は遺伝的な体質が関係すると考えられています。

女性に多い片頭痛とは

月経関連片頭痛

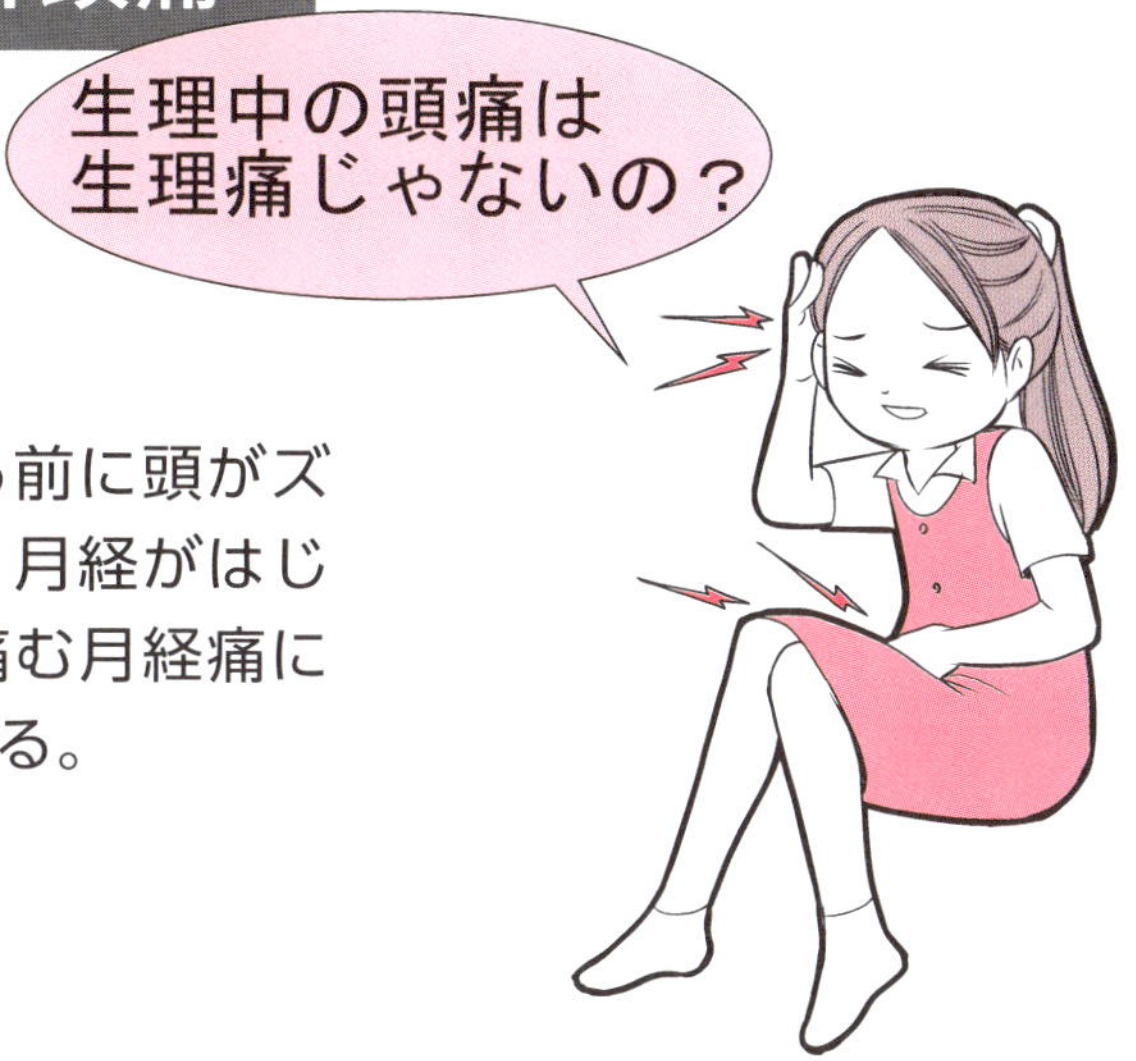

毎月、月経がくる前に頭がズキズキ痛くなり、月経がはじまるとおなかが痛む月経痛に加えて頭も痛くなる。

授乳期の片頭痛

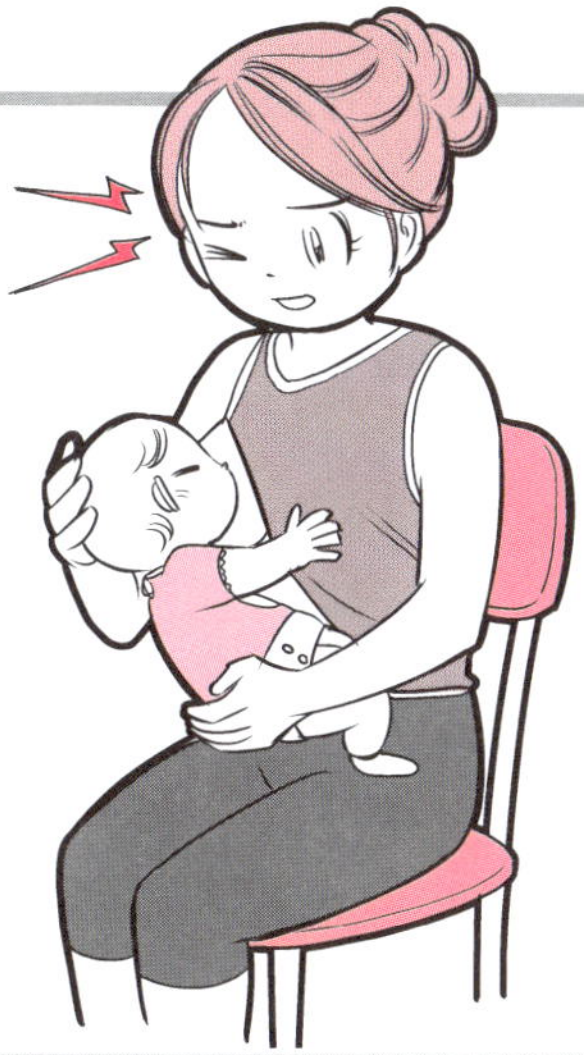

妊娠中は女性ホルモン の変動が少なくなるため起こりにくくなるが、出産後はホルモン環境の激変と睡眠不足が原因で、片頭痛を再発、悪化させる。

敏感すぎたり、落ち着きがない子どもは、潜在的に「片頭痛」になりやすい

あなたは、「子どものころ少し変わったところがあったね」といわれた経験はありませんか？　もし経験があるなら片頭痛持ちか、あるいは片頭痛持ちの家系か、どちらかの可能性が高いかもしれません。元来、片頭痛の体質は遺伝的な要素が強く、母親から子どもへと受け継がれることが多いのです。

また、ひとつのことにむやみに執着したり、ときに奇声を上げたり、落ち着きがなくて、小児科で「多動症」と診断されたことのある子どもは、潜在的に片頭痛になりやすい体質の持ち主といえるでしょう。というのは、片頭痛を起こしやすい人は、脳のセンサーが極めて敏感で、外界からのちょっとした刺激や体調の変化をキャッチして、脳の興奮を高めてしまう傾向があるのです。その過敏性の高さは、小児期には多動症のような症状としてあらわれることも多いのです。

子どもの場合、腹痛や乗りもの酔いといった頭痛以外の多彩な周辺症状としてあらわれることが多く、まわりの大人がしっかり注視していく必要があります。

片頭痛は年齢とともに変化する

小児期

光や音、においなどに過敏に反応し、乗りもの酔い、立ちくらみ（起立性調節障害）、腹痛、周期的に吐いてしまう自家中毒など、頭痛以外の症状が目立つ。

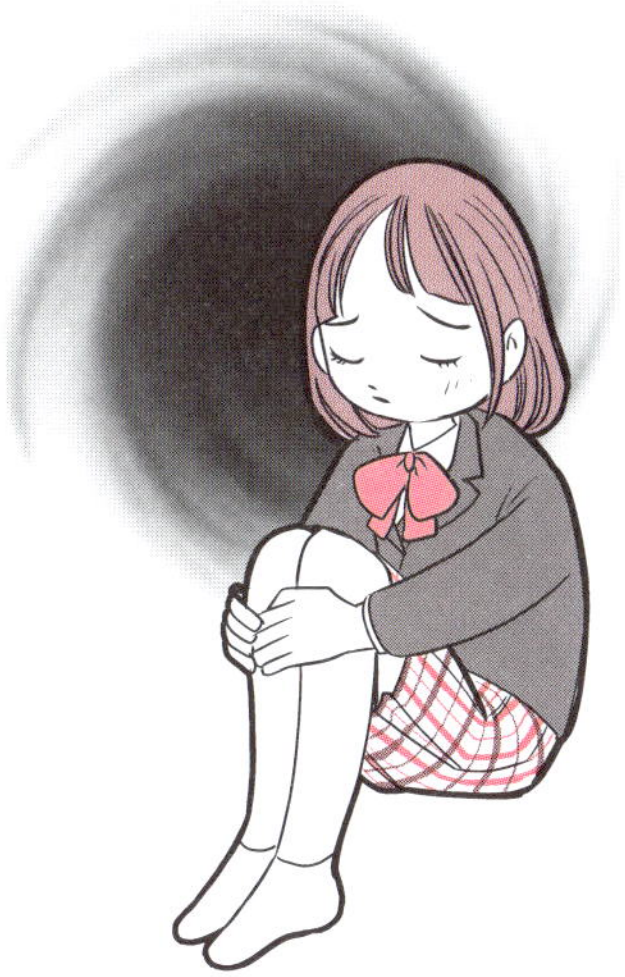

思春期

脳の興奮のしやすさが頭痛となってあらわれはじめるが、仮病、不登校のサイン、悩みが原因などと誤解されやすく、片頭痛は放置される。

20 ～ 40 歳代

本格的な片頭痛となってあらわれる。脳の興奮のしやすさがクセになり、脳過敏症候群の予備軍になる可能性が高まる。

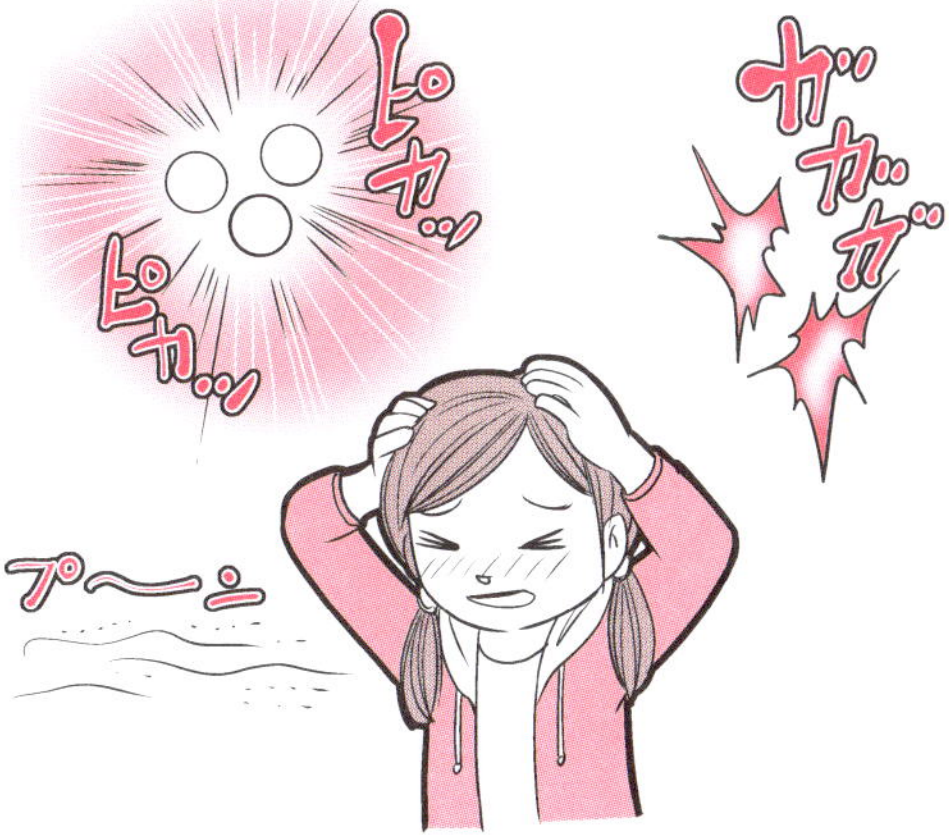

更年期以降

片頭痛は出にくくなる一方で、頭鳴《ずめい》やめまい、不眠症状が続いたり、性格的な変化がみられたりする場合がある。

将来、脳過敏症候群に悩まされない、快適なシニアライフを送るためには？

すでに述べてきたように、片頭痛を抱えている人は、頭痛への治療や対応を誤ると、脳の興奮のしやすさがクセとなり、脳過敏症候群の予備軍になる可能性があります。もちろん、片頭痛の人がすべてそうなるわけではありません。

ただ、将来的に、頭鳴《ずめい》、めまい、不眠、抑うつ感、イライラなど、さまざまな不快症状が出現する脳過敏症候群に移行していく危険性があるかもしれないのです。片頭痛の発作の際には、大脳の異常な興奮状態が記憶力や判断力の低下をまねくだけではありません。あまり知られていないのですが、小脳の機能も障害されているのです。

では、将来このような不快な症状に悩まされないで、快適なシニアライフを送るためには、何に注意し、何を心がけて生活していけばよいのでしょうか。元来、片頭痛の体質は遺伝的な要素が強いことがわかっています。したがって、生まれ持ってきた、脳の過敏性の高さを悪い方向へと導かず、よい部分だけを残すように心がけていけばよいのです。

まずは、脳に過剰な刺激を与えないことです。そして、強い痛みが出だしたら、それは過敏性の高い脳が"警鐘の悲鳴"を上げたと認識し、頭痛を放置したり、痛み止めでごまかしたりせず、理解のある医療機関で頭痛治療を受けることが何よりも大切なのです。

この場であらためて、下の3つを確認してください。

- □ いま、慢性頭痛や頭重感を持っている。
- □ いまはなくても、若いころ片頭痛を持っていた。
- □ 二親等以内に片頭痛などの慢性頭痛の人がいる。

★自分自身に問いかけてみて、どれかひとつでも思いあたるならば、あなたは、もしかしたら、すでに脳過敏症候群になっているかもしれません。

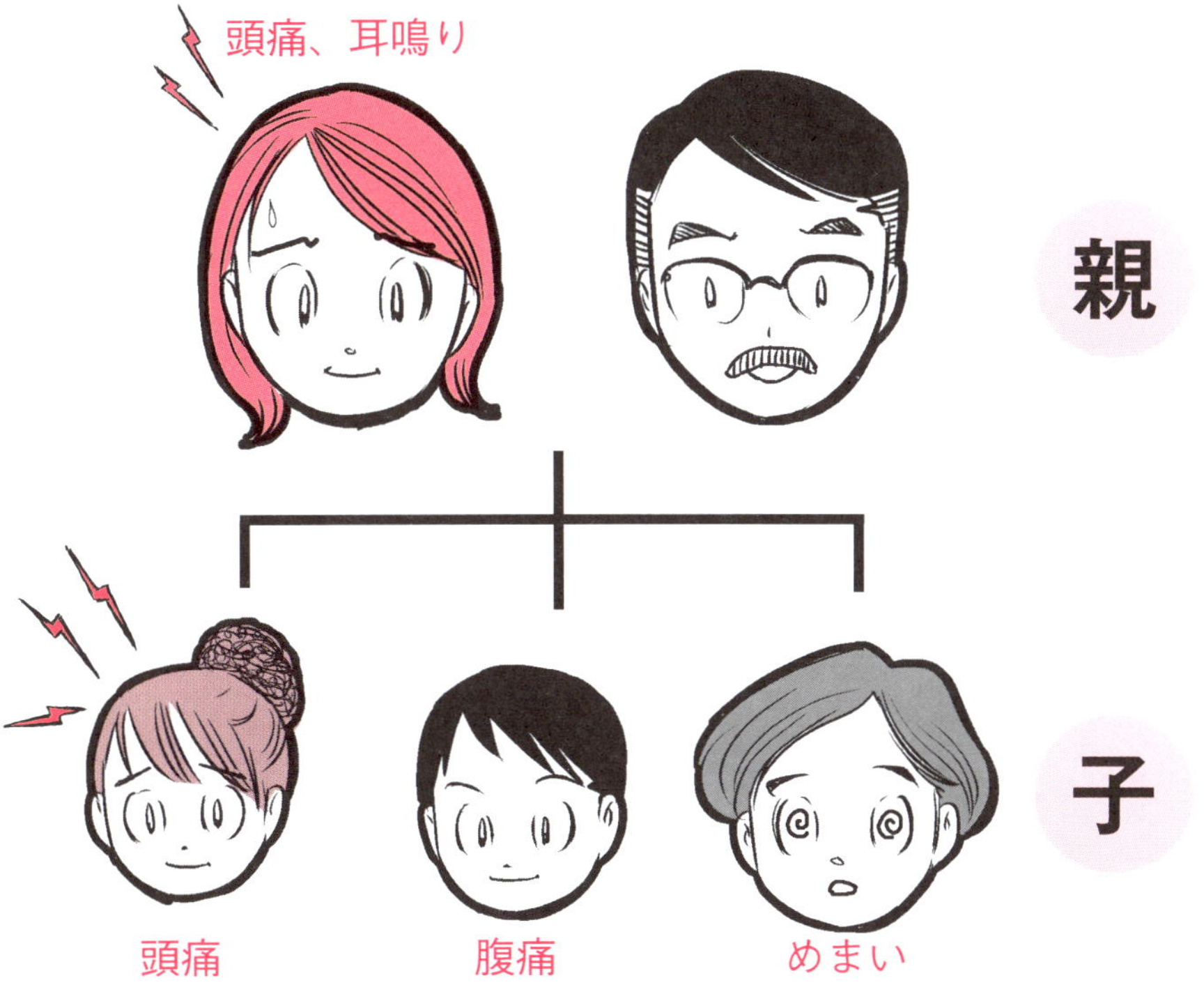

あなたの頭痛はどのタイプ？脳過敏症候群のチェックをしてみよう

頭痛に悩んでいる人は、
自分の頭痛のタイプを
知ることからはじめましょう。

こんなことがある

- □ 発熱とともに後頭部から首にかけて硬直がある
- □ 慢性的な頭痛があり、ときどき気を失うことがある
- □ 頭痛に伴う吐き気、嘔吐が日増しに悪化している
- □ 下に引っぱられるような激しい頭痛があり、起き上がっていられない
- □ 今までとは明らかに違う頭痛になっている

＊1つでもあてはまれば YES に進む

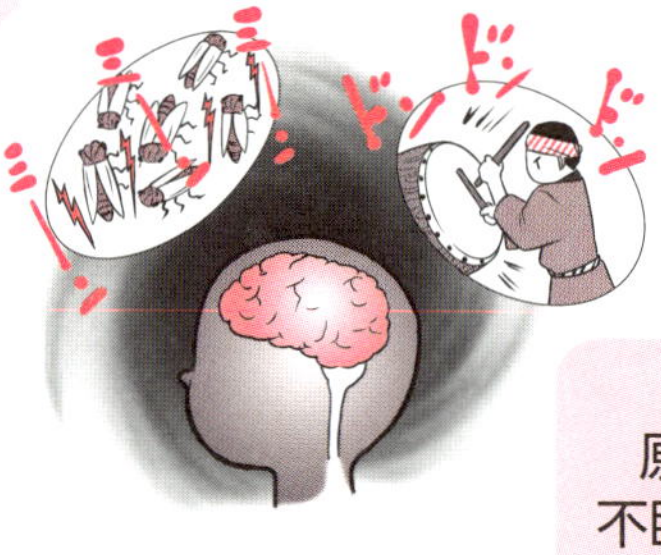

スタート
「YES」「NO」にそって
すすんでください

今現在、いわゆる「頭痛持ち」である
→ YES：こんなことがある（上のチェックリストへ）
→ NO：かつては頭痛に悩まされていたことがある

かつては頭痛に悩まされていたことがある
→ YES：原因不明の耳鳴り、不眠などの症状がある
→ NO：家族に頭痛持ちの人がいる

家族に頭痛持ちの人がいる
→ YES：原因不明の耳鳴り、不眠などの症状がある
→ NO：脳過敏症候群の心配はありません

原因不明の耳鳴り、不眠などの症状がある
→ YES：要注意！ 脳過敏症候群の疑いがあります
→ NO：とりあえず心配はありません

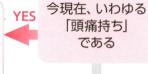

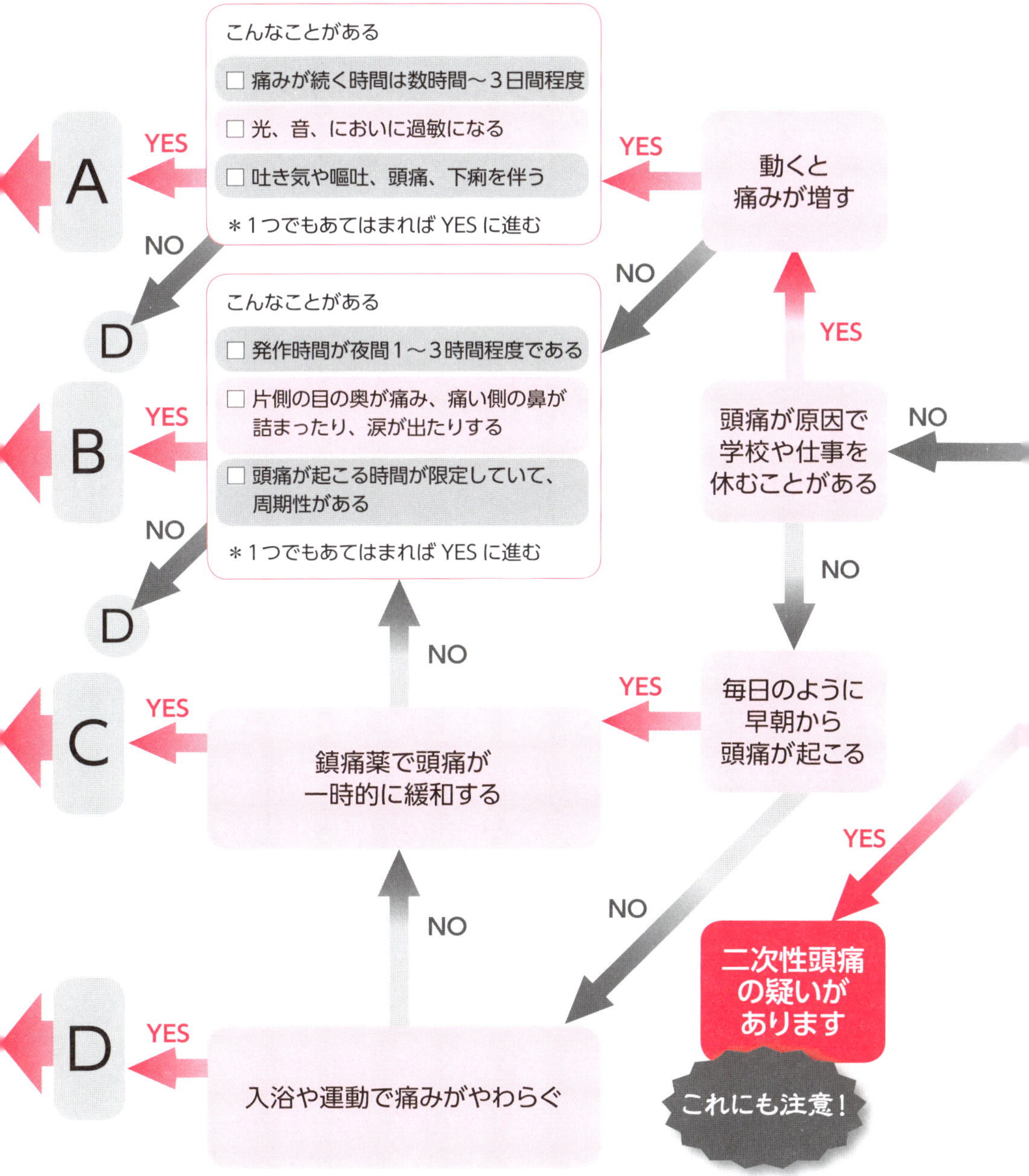
頭痛が原因で学校や仕事を休むことがある
YES
動くと痛みが増す
YES
こんなことがある
□ 痛みが続く時間は数時間～3日間程度
□ 光、音、においに過敏になる
□ 吐き気や嘔吐、頭痛、下痢を伴う
＊1つでもあてはまれば YES に進む
YES
A
NO
D
NO
こんなことがある
□ 発作時間が夜間1～3時間程度である
□ 片側の目の奥が痛み、痛い側の鼻が詰まったり、涙が出たりする
□ 頭痛が起こる時間が限定していて、周期性がある
＊1つでもあてはまれば YES に進む
YES
B
NO
D
NO
毎日のように早朝から頭痛が起こる
YES
鎮痛薬で頭痛が一時的に緩和する
YES
C
NO
NO
入浴や運動で痛みがやわらぐ
YES
D
NO
YES
二次性頭痛の疑いがあります
これにも注意！

結果

脳過敏症候群の予備群の可能性が高い、あなたの頭痛タイプ

片頭痛の可能性が高い
▶ 28 ページ
A

群発頭痛の可能性が高い
▶ 36 ページ
B

薬剤の使用過多による頭痛の可能性が高い
▶ 52 ページ
C

緊張型頭痛の可能性が高い
▶ 44 ページ
D

＊純粋な緊張型頭痛なら予備軍の心配はありませんが、片頭痛と合併する場合もあるので要注意！

第1章

あなたの頭痛の症状と原因を見極める

片頭痛、群発頭痛、緊張型頭痛、薬剤の使用過多による頭痛
……などとはどんなものなのかを紹介します。
そして、その特徴と原因、誘因と予兆、なりやすいタイプを解説します。

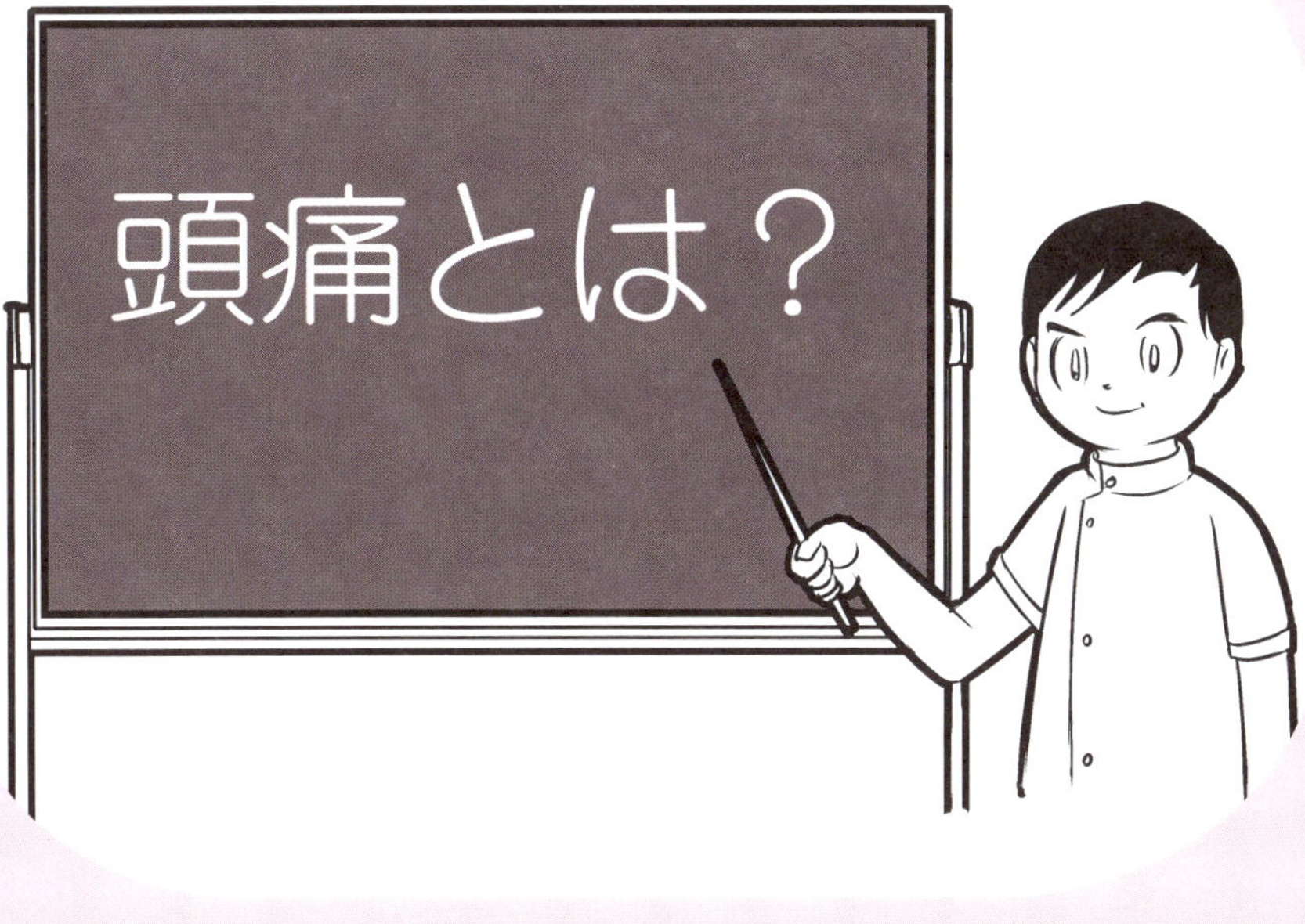

ズキンズキンと脈打つような痛みと、光や音、においに敏感になる

慢性頭痛の代表格といえるのが、片頭痛です。片側あるいは両側のこめかみに、ズキンズキンという心臓の拍動と呼応する、脈打つ痛みの発作に襲われるのが特徴です。痛みだしたら1～2時間でピークに達し、4時間から2～3日は続きます。痛みの頻度は、1か月に1～2回が一般的ですが、多いときは1週間に1～2回ぐらいは痛みます。また、頭痛発作時には、動くと痛みが悪化するのも特徴です。ちょっと頭を傾けたり、姿勢を変えたりするだけでも痛みは強くなってしまうのです。

片頭痛では、痛み以外の症状も重要です。ふだんは気にならない程度の光や音、においなどに敏感に反応してしまい、嫌悪感を覚えます。頭痛とともにこれらの症状がある間、暗い部屋の中でうずくまっているという人や、2～3日寝込んでしまうという人もいます。

片頭痛は、脳の興奮がある限度を超えたとき、痛みという症状としてあらわれると理解すればわかりやすいでしょう。

片頭痛は痛み以外の症状も重要

痛みの発症頻度

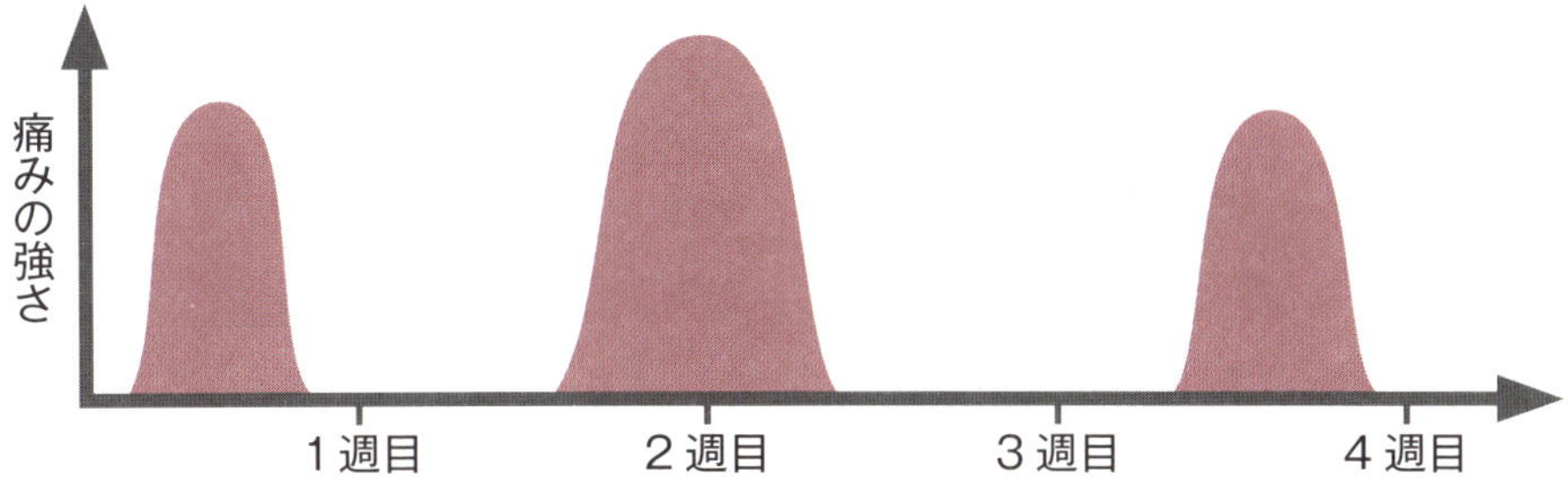

- □ ズキンズキン、ドクンドクンと脈打つように痛む
- □ 片側のこめかみが痛むことが多いが、両側が痛むこともある
- □ たばこや香水のにおいにも嫌悪感を覚える
- □ 寝込んで日常生活に支障をきたすほど痛い
- □ 吐き気や嘔吐、下痢を伴うことがある
- □ テレビの音がうるさく聴こえる
- □ 体を動かすと痛みがさらに増す
- □ 蛍光灯の光がまぶしく感じる

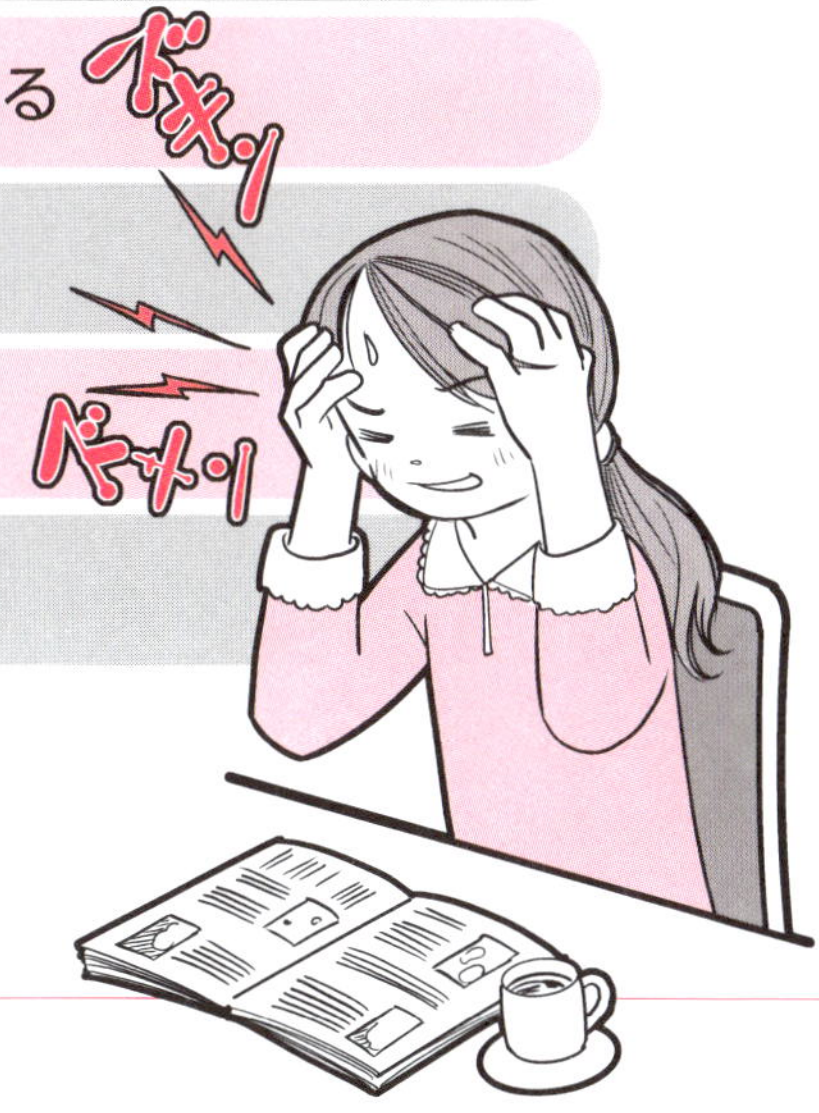

ストレスからくる興奮や緊張した血管が、三叉神経を刺激して痛みになる

片頭痛の最大の原因は、身体的、精神的ストレスです。私たちの体は、過度なストレスを受けると、血中の血小板から神経伝達物質のセロトニンが大量に放出されます。セロトニンは、精神の安定や睡眠の質に深く関与する脳内物質で、不足するとうつ病や睡眠障害に陥りやすくなります。その大半は小腸内に存在し、必要に応じて脳内に運ばれます。

セロトニンが大量に放出されると、脳の血管は一気に縮んで血流が悪くなります。その後、体内で代謝され、血中のセロトニンが枯渇していき、脳の血管が異常に広がります。血管が異常に広がると、脳に張り巡らされている三叉神経《さんさしんけい》（＊）が圧力を受け、その刺激で炎症を起こす物質を放出し、脳の血管がさらに腫れた状態になります。すると三叉神経を束ねる三叉神経核を経て大脳までに刺激が伝わり、脳は興奮状態になって片頭痛が起こります。

三叉神経核から大脳への途中に嘔吐中枢があるため吐き気を伴ったり、片頭痛時には小腸内のセロトニン作用も不安定となって下痢を起こしたりすると考えられています。

＊**三叉神経**：痛い、冷たい、温かい、触ったなど、顔の感覚を脳に伝える神経。

《痛みのメカニズム》セロトニンが放出される

凝集した血小板から
セロトニンが大量に
放出される

↓

脳血管が収縮する

↓

セロトニンが出尽くして
減少する

↓

反動で脳血管が急激に
拡張する

↓

脳の血管が
三叉神経を圧迫し、
痛みが生じる

通常時の脳の血管と三叉神経

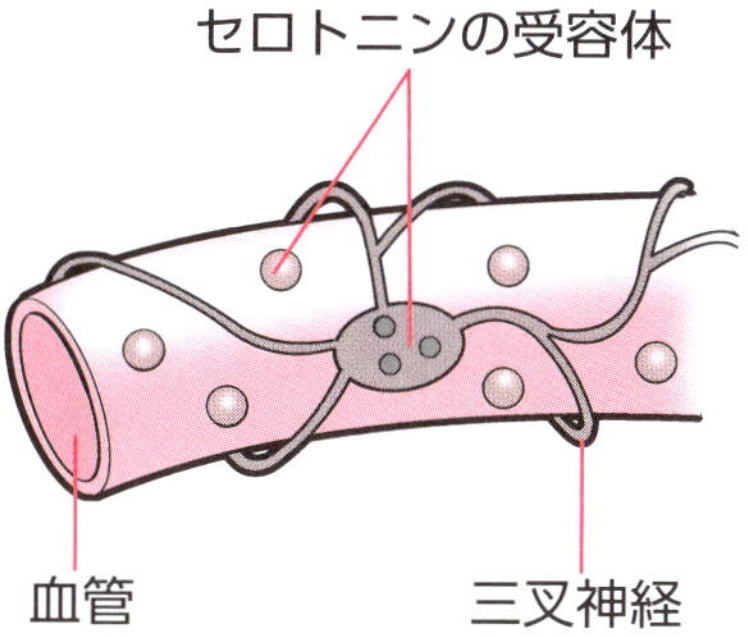

脳の血管や三叉神経には
セロトニンをキャッチする
受容体がある

拡張時の脳の血管と三叉神経

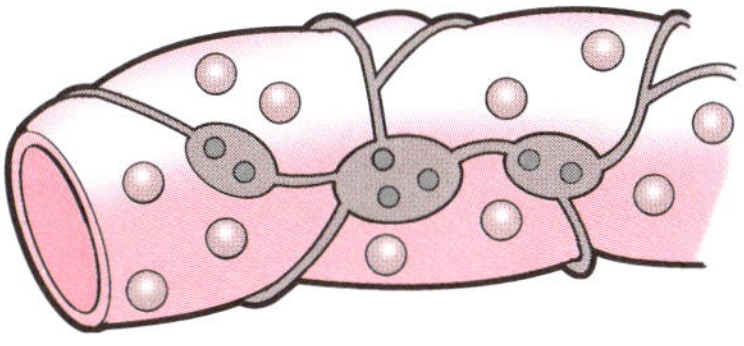

刺激を受けた三叉神経から
炎症（痛み）物質が放出され、
血管はさらに拡張する

光や音、気圧の変化、睡眠不足などが刺激になり、しかも悪化要因ともなる

片頭痛は、睡眠不足やホルモンの変化などの体調の変化、光や音、におい、気圧の変化、気温の変化などの外界からの刺激が、頭痛発作を引き起こす引き金になります。

しかも、これらは頭痛発作が起きているときには、痛みを増強させる悪化要因にもなります。まぶしい場所や騒々しい場所で悪化することもあるのです。

多くの人は、頭が痛くなる数時間前から、生あくび、肩こり、異常な空腹感などの予兆症状があらわれます。その後、脈打つようにズキンズキンと痛みだします。

頭が痛くなる直前に、目の前がチカチカしたり、ギラギラ、ギザギザとした稲妻のような光が見えたりするという人もいます。

これは、「閃輝暗点《せんきあんてん》」と呼ばれる視覚前兆です。見えない光が見えるため、目の異常だと思って眼科に駆け込む人も多いのですが、脳の中の視覚をつかさどる後頭葉が興奮するあまり、血管がけいれんを起こしているために生じます。閃輝暗点は、脳の過敏性の高い人にあらわれる予兆症状のひとつです。

頭痛発作を引き起こすパターン

体調の変化

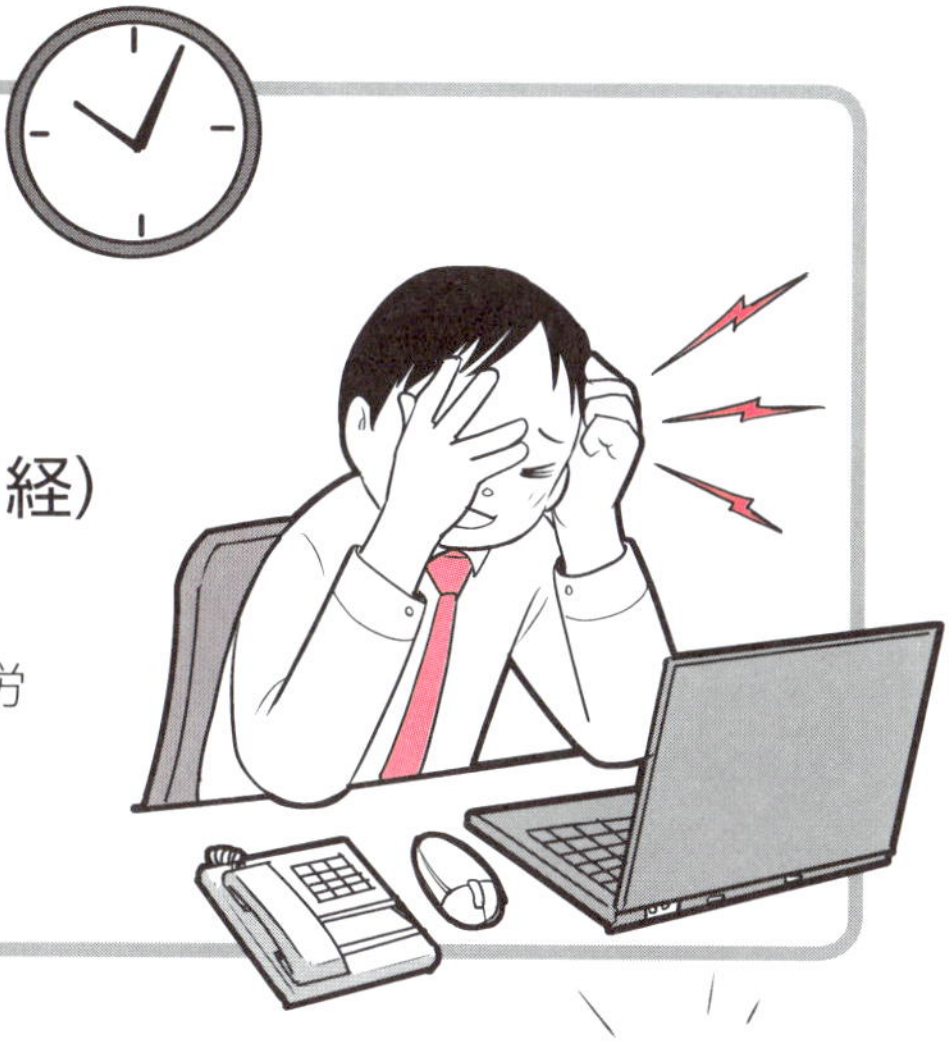

- 疲れ、睡眠不足
- 風邪など
- 女性ホルモンの変化（月経）

睡眠不足による頭痛は、全身の疲労をあらわす危険信号

外界からの刺激

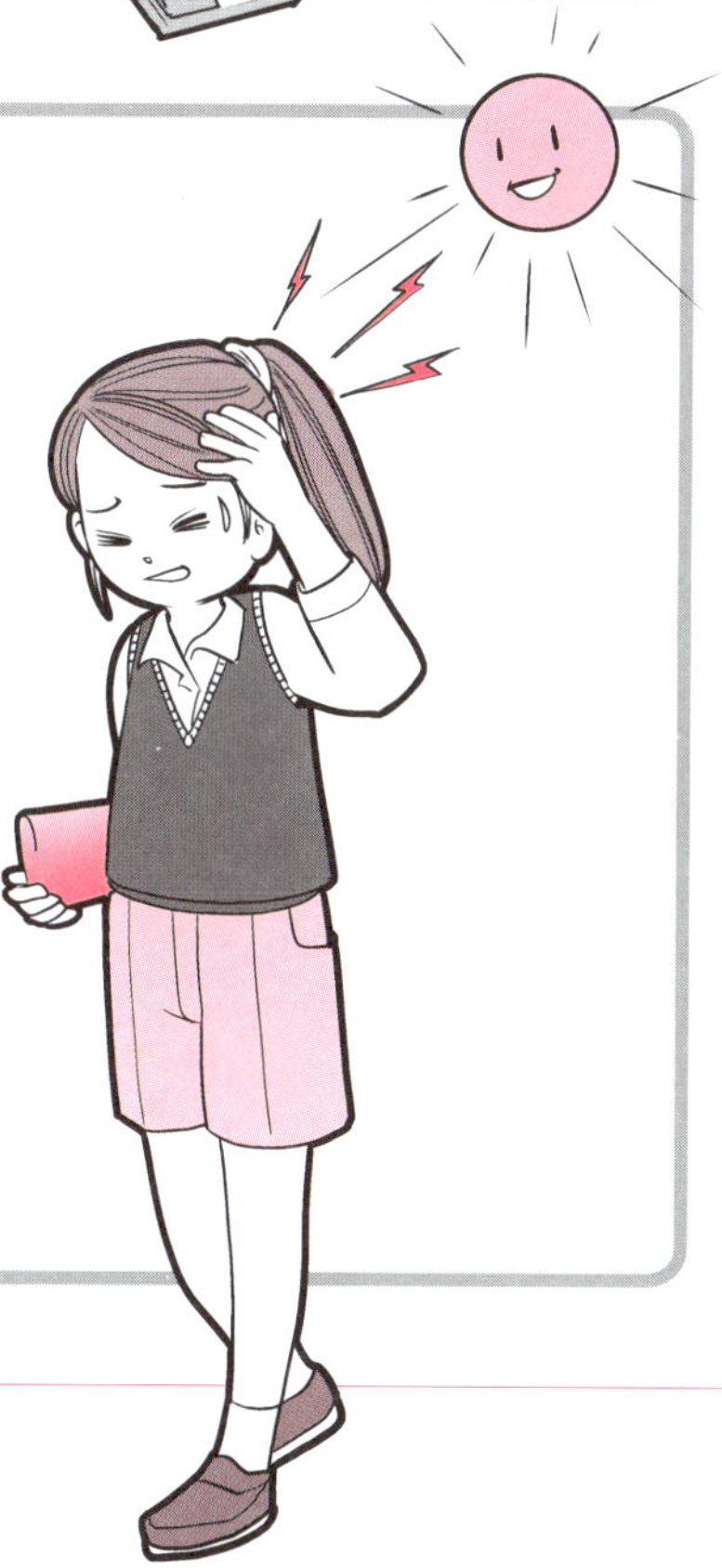

- 音
- 光
- におい
- 気温の変化
- 気圧の変化
- アルコール、チョコレート、ワインなどの摂取

楽しい旅行も痛みのきっかけになることもある

なりやすいのは、頭の回転がよい人、美女、才女、美食傾向のある人

片頭痛を起こしやすい人は、脳のはたらきがきわめて活発で、ちょっとした外界からの刺激や体調の変化も見逃さない、いわゆる〝頭の回転がよい人〟です。実生活では、その才能を発揮することも多いでしょう。

その一方で、片頭痛を起こしやすいという弱点を抱えているのです。著名な芸術家や音楽家、文豪、さらに芸能界で成功をおさめている人々の中にもたくさんいます。

片頭痛は、女性ホルモンが関与することから、圧倒的に女性が多いのです。この片頭痛に悩む「頭痛女子」には、ある傾向がみられます。私の偏見があるかもしれませんが、片頭痛の患者さんには、〝美女〟〝才女〟が多いのです。優れたひらめきを持ち、とても真面目で、ものごとに傾注するタイプです。

また、頭痛女子には、〝食通〟の人が目立ち、よくも悪くも〝食いしん坊〟が多いということです。この理由は、片頭痛が脳の過敏性や興奮性の高さに由来する疾患だからという点にあるように思えます。

美食、過食傾向の「頭痛女子」は要注意！

近年、欧米では、片頭痛の女性の血中総コレステロール値が、片頭痛でない女性よりもはるかに高い傾向があると報告されています。予兆のひとつである「異常な空腹感」を満たすために、頭痛女子が美食、過食傾向に陥りやすいことを示唆しているのかもしれません。

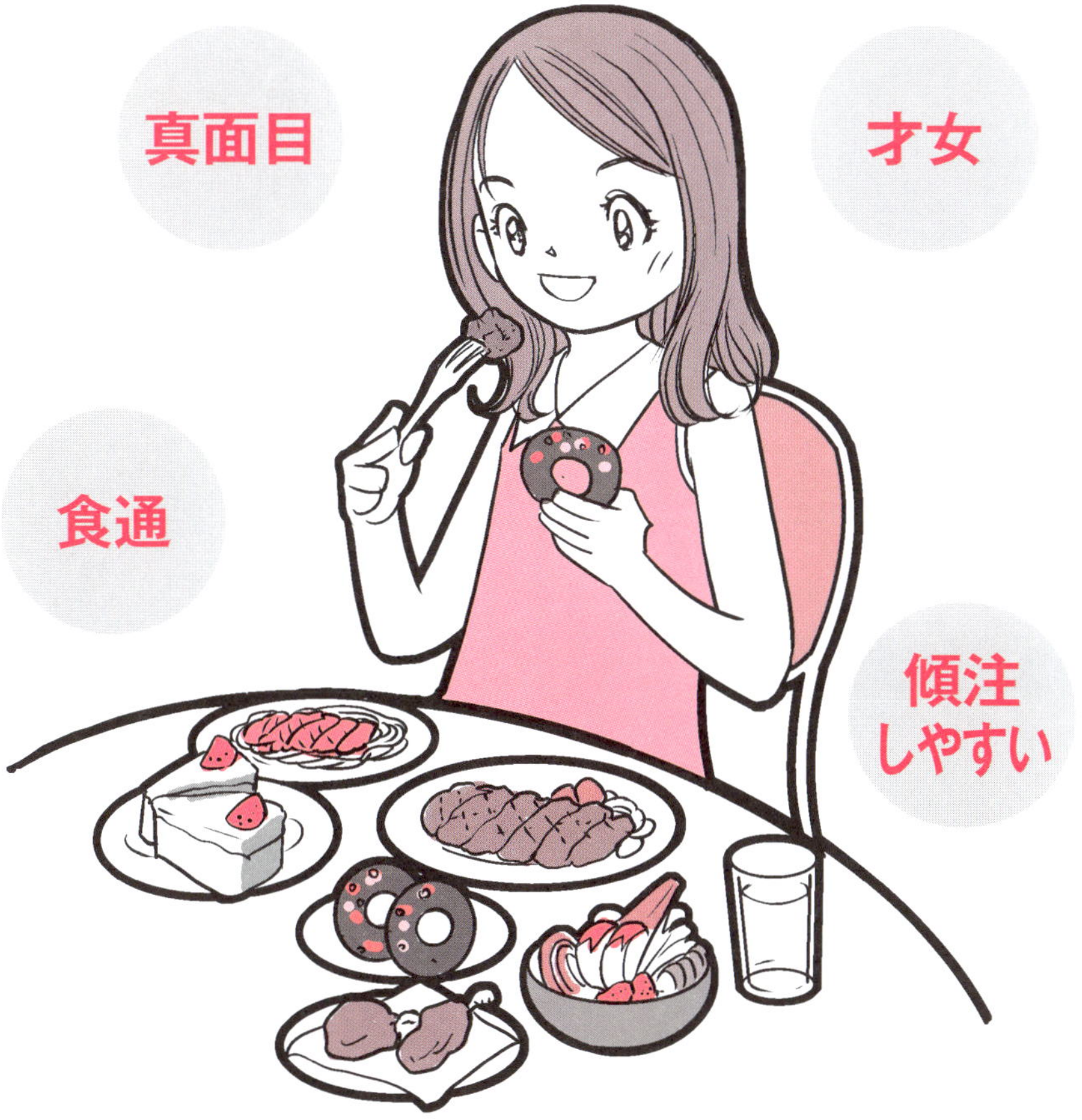

あまりの痛みに暴れ、のたうちまわる！死に駆り立てる「群発頭痛」とは？

慢性頭痛のなかで、ひときわ激しい痛みを伴うのが群発頭痛です。群発地震（＊）のように一定の期間、ほぼ毎日頭痛が発生することから、こう呼ばれています。

夜寝ると決まったように1〜2時間後に、片側の目の奥がえぐられるような激烈な痛みに襲われます。あまりの痛さにのたうちまわり、自分の頭を叩いたり、壁に打ちつけたりと、奇異な行動をとることがあります。ところが、しばらくすると、何もなかったように痛みが引いていくというのが典型的なパターンです。とくに痛むときには、鼻水がじゅるじゅる出る、目から涙がぼろぼろ出る、まぶたが垂れさがるといった症状を伴うことがあり、これを「ホルネル症候群」といいます。男性に多いのですが、まれな頭痛です。

痛みは15分程度で鎮まることもあれば、数時間続くこともあります。これが1〜2か月間繰り返されます。この痛みの恐怖からパニック症状や、寝るのが怖くて睡眠障害に陥る人も少なくありません。〝死に駆り立てる頭痛〟といわれる、なんともつらい頭痛です。

＊群発地震：狭い地域において断続的に地震が多発するもの。

目の奥を火箸でえぐり取られるような激痛！

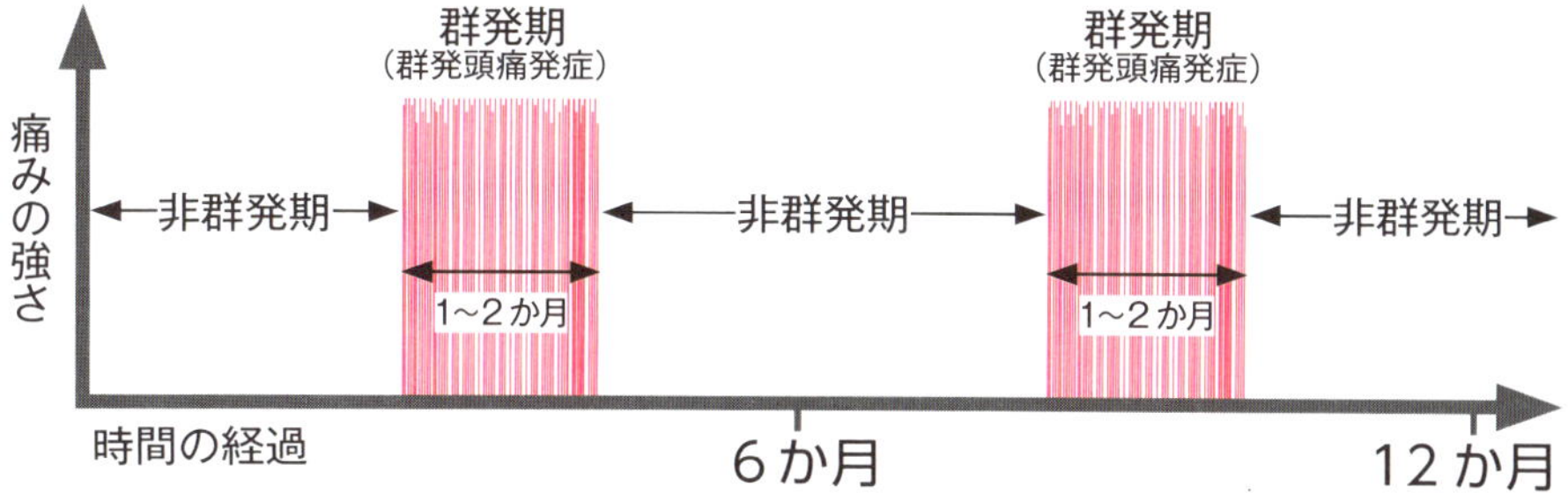

- □ 痛みは片側に限定される
- □ 片側の目の奥がえぐり取られるように痛む
- □ 側頭部が痛む
- □ ひたいや顔面に汗をかく
- □ 目が充血する、まぶたが垂れさがる、涙が出る
- □ 鼻が詰まる、鼻水が止まらない
- □ 痛くてじっとしていられない

痛くて じっとして いられない

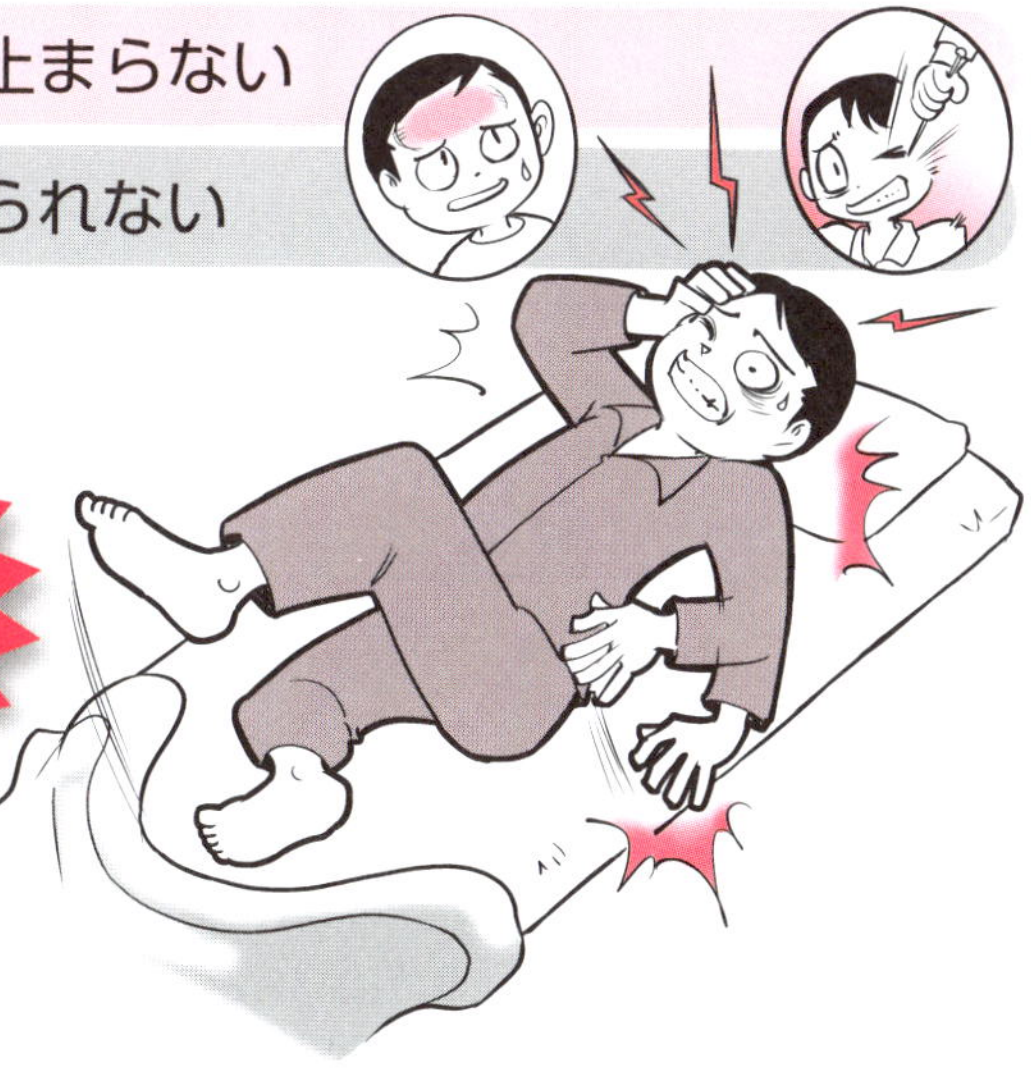

体内時計の乱れが痛みを引き起こす根底には脳の過敏性の高さがある⁉

群発頭痛は、目の後ろを走る太い血管（内頸動脈《ないけいどうみゃく》）の炎症によって発症することがわかっているものの、そのメカニズムは不明な点も多々あります。ただ、脳の視床下部にある体内時計の乱れに、群発頭痛の原因を求める説が有力です。

私たちの生活環境は、夜通しまぶしいほどの照明の中にさらされる、パソコンやスマートフォンなどの画面を寝る直前まで見続ける、昼も夜もなく動き続ける24時間社会となっており、子どもから大人まで人々の生活は夜型化しています。

こうした生活の影響によって、体内時計が乱れてしまいます。すると、三叉神経《さんさしんけい》（顔の感覚を脳に伝える神経）は、冷たい、温かいなどの情報を「痛み情報」として誤ってキャッチし、痛みを起こすとされる炎症物質を放出してしまい、激痛が起こると考えられているのです。

また、片頭痛同様、脳が興奮しやすい人ほど、激しい痛みがあらわれやすいのではないかと考えられています。

《痛みのメカニズム》
三叉神経が誤った情報をキャッチする

体内時計に乱れが生じる
誤った情報が伝わる

↓

その情報を
周囲の三叉神経が
痛みの情報として
キャッチして
炎症物質を放出

↓

内頸動脈が拡張、
炎症を起こして
三叉神経を刺激

↓

痛みが起こる

視床の位置

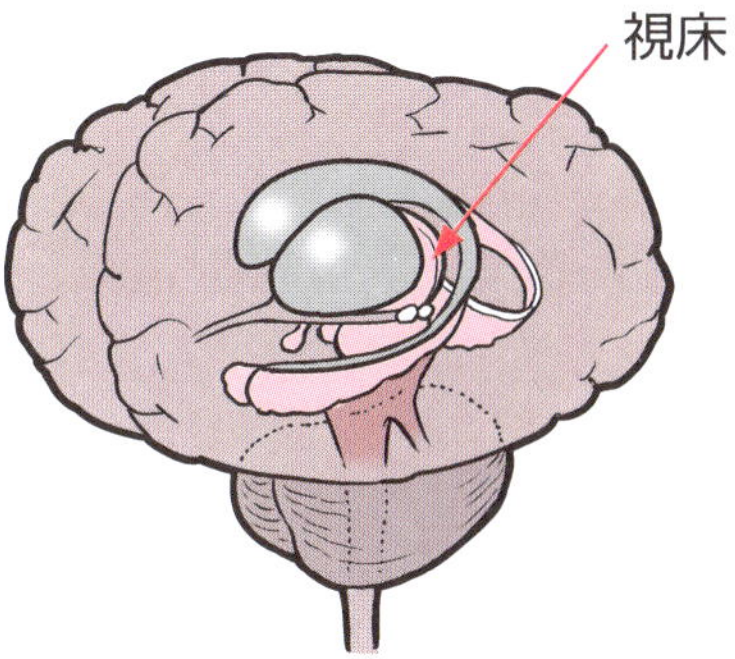

体内時計としてはたらくのは、視床下部の視交叉上核という部位

内頸動脈および三叉神経の断面図

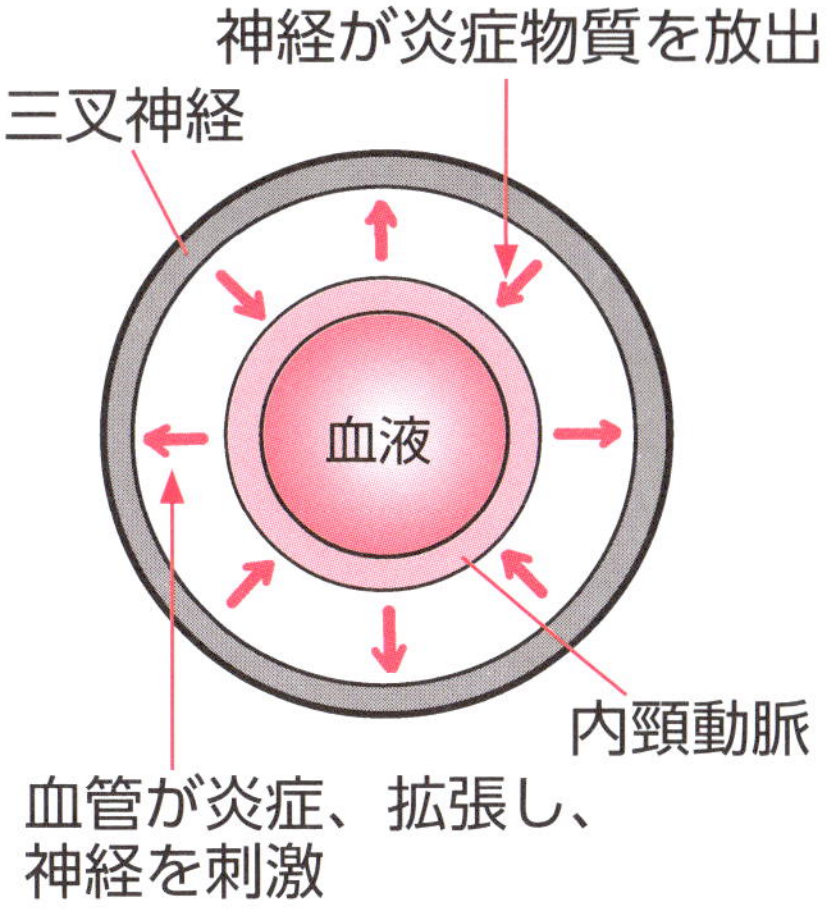

季節の変わり目や年末年始に多発 不摂生や体内時計の乱れなどが引き金に！

春先や秋口などの季節の変わり目、なにかと忙しい年末年始などは体調を崩しやすい時期です。不摂生を重ねると、体内時計の乱れやウイルス（インフルエンザウイルス、帯状疱疹《たいじょうほうしん》ウイルスなど）の暴走を許し、群発頭痛の発症につながります。

群発頭痛は、次の2つの方法で予測することができます。群発期の脳の異常な興奮状態は、一夜にして築かれるものではありません。発作がはじまる1～2週間前から徐々に脳の興奮が高まっていて、その興奮状態は、寝つきが悪い、夜中や早朝に目が覚めるといった睡眠障害としてあらわれはじめます。これがまさに群発期が迫っているサインです。

また、群発期になると、脳の興奮状態と相まって頭部や顔面の皮膚の血流が増加傾向になります。朝起きて、額や目のまわりが赤らんでいたら群発期に入ったと判断しましょう。反対に、赤らんだ顔色が薄くなってきたり、眠れるようになってきたりしたら、群発期も終わりに近づいていると判断すればよいのです。

群発期に入ったサイン

群発期に入ったサイン

朝起きて、額や目のまわりが赤く腫れ上がっていたら群発期に入った証拠。皮膚がオレンジの皮のように赤く腫れ上がってしまうので、「オレンジピールサイン」と呼ばれます。

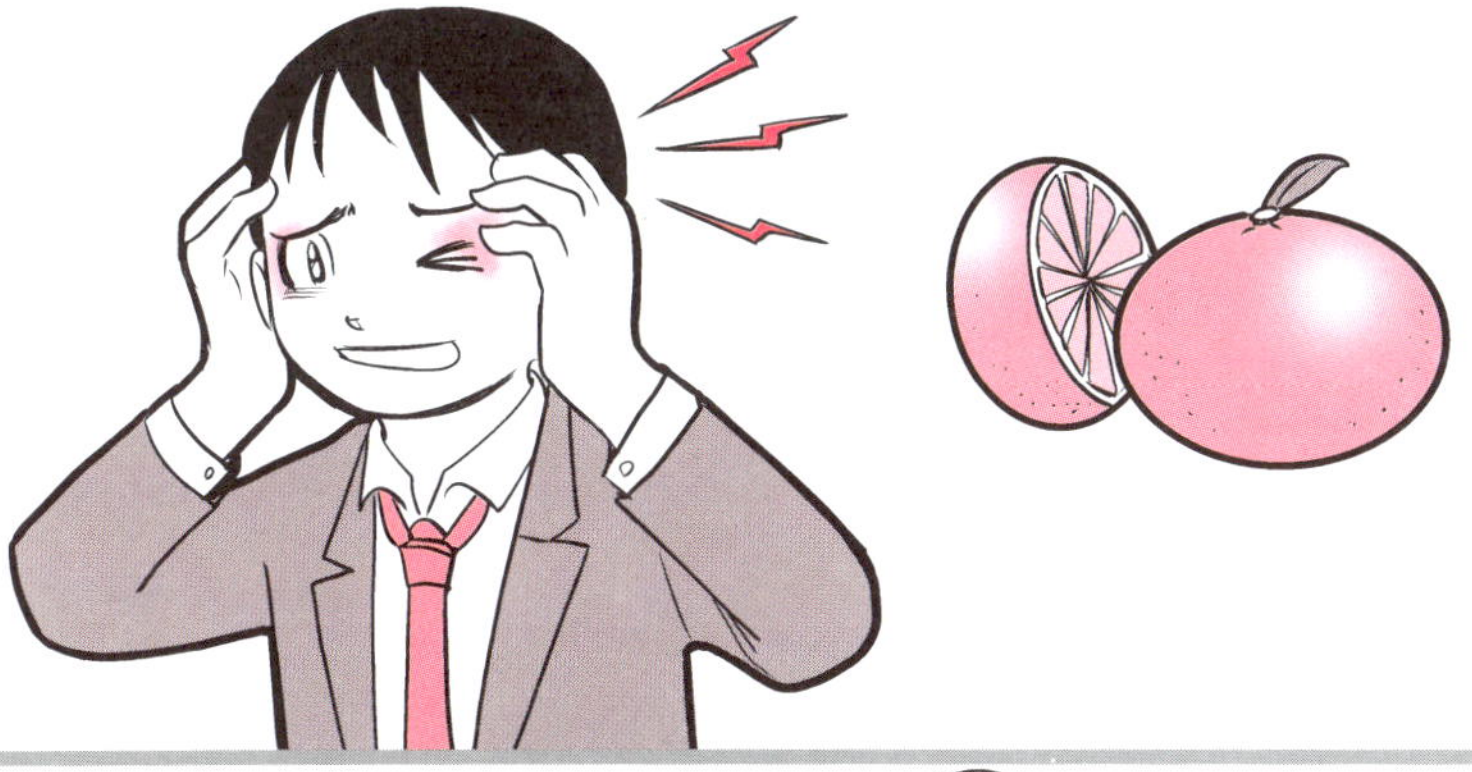

睡眠状態をチェック

なんとなく寝つきが悪い、就寝して数時間たつと目が覚める、早朝に目が覚める、などの睡眠障害があらわれてきたら、群発期が迫っているサイン。

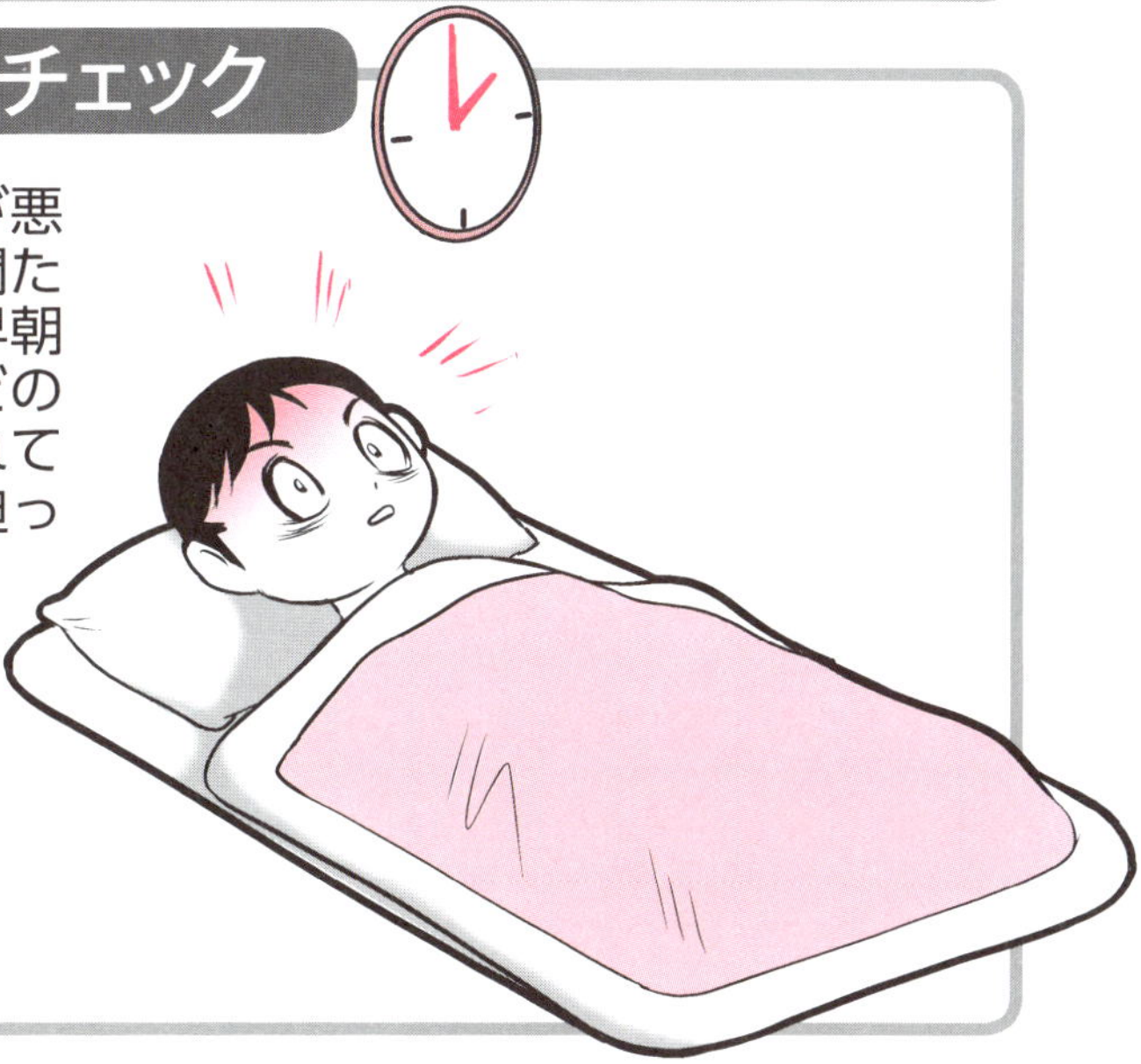

酒豪、ヘビースモーカー、女好き!?
仕事をバリバリこなす肉食系男子

群発頭痛の患者さんの男女比は「7～10対1」と圧倒的に男性に好発します。そして、20～30歳代のいわゆる「肉食系男子」が占め、「草食系男子」にはほとんどみられないのが特徴です。

では、群発頭痛における肉食系男子とは、どのようなタイプでしょう。仕事をバリバリこなし、週末はゴルフやアウトドアスポーツなどにいそしむという、エネルギッシュな人が目立ちます。しかも、酒豪、ヘビースモーカー、女好き!?であることが多いようです。これは、群発期は脳が異常な興奮状態にあるという点に結びついている気がします。

ところが、最近の欧米の研究では、群発頭痛の女性が増加傾向にあると報告されています。その理由のひとつとして、女性の生活習慣の男性化があげられています。つまり、男勝りの女性が増えたというわけです。

たしかに、そうした面も否定できませんが、女性の場合は、片頭痛と群発頭痛を併発している人がたくさんいます。そのため、医師も患者さんも群発頭痛であることを認識しづらく、誤った判断をしやすいのです。

群発期は要注意！
頭痛の引き金になる３大要因

アルコール摂取

アルコールは血管を拡張する作用があるため、群発期（頭痛の発作期）に飲酒をしたあとには痛みが起こる危険性が高くなります。

喫煙

たばこを吸うと、鼻の奥にある粘膜の神経節（神経のサテライト）が煙で刺激され、発作が生じやすくなったり、痛みがひどくなったりします。

デート

食事をするくらいならかまいませんが、それ以上の関係はほどほどに。睡眠不足は頭痛を悪化させます。

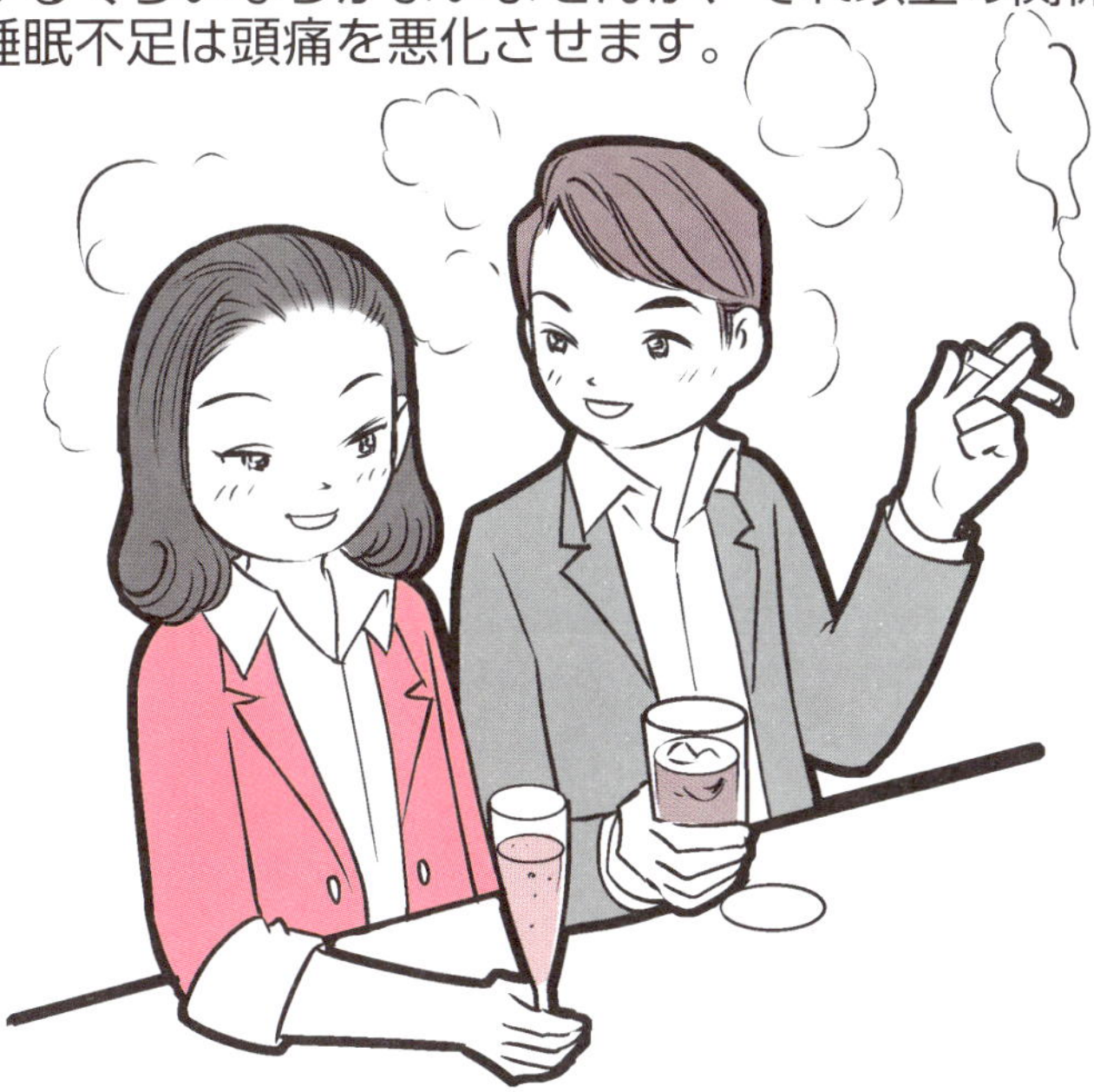

日本人にもっとも多い、ストレスが引き起こす「緊張型頭痛」

慢性頭痛のなかでもっとも多いのが、緊張型頭痛です。〝孫悟空の輪っか〟とたとえられるように、ギューッと頭のまわりを何かで締めつけられるような鈍い痛みが特徴です。長時間、デスクワークや車の運転を続けたあとに、締めつけられるような頭重感とともに、首や肩に強いこりが伴うのが、緊張型頭痛の典型的なパターンです。めまいやふらつき、目の疲れ、全身のだるさが伴うこともあります。痛みは、いつとなくはじまり、ほぼ毎日だらだらと続きます。夕方4時くらいにかけて増強する傾向があります。

緊張型頭痛には、ときどき頭痛がする「反復性緊張型頭痛」と、毎日のように頭痛が続く「慢性緊張型頭痛」の2つのタイプがあります。反復性緊張型頭痛は、月に1～15日未満発症します。一度発症すると、毎日のように起こり、痛みが続く時間は30分程度で解消することもあれば、1週間続くこともあります。慢性緊張型頭痛は、毎日のように起こる痛みが、月に15日以上、年間180日以上ある場合です。慢性化すると治りにくく、日常生活に支障をきたすこともあります。

“孫悟空の輪っか” に締めつけられたような強い痛みが起こる

反復性緊張型頭痛

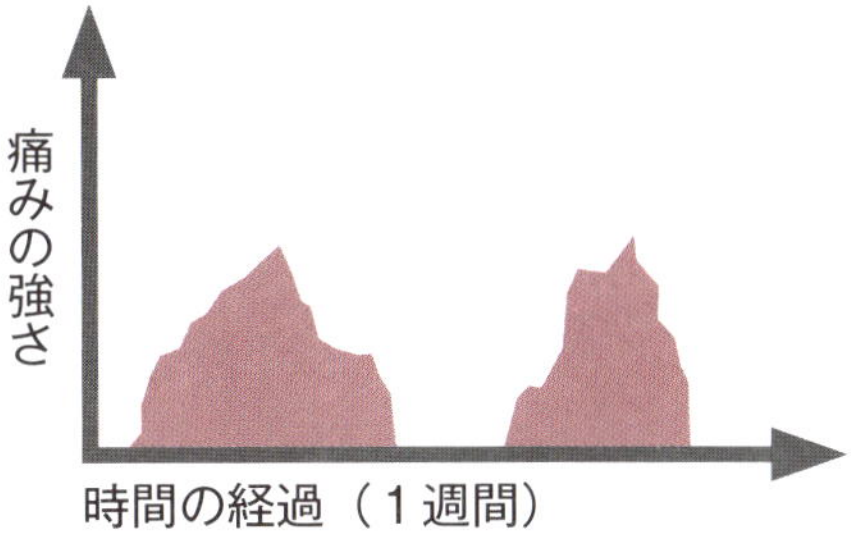

慢性緊張型頭痛

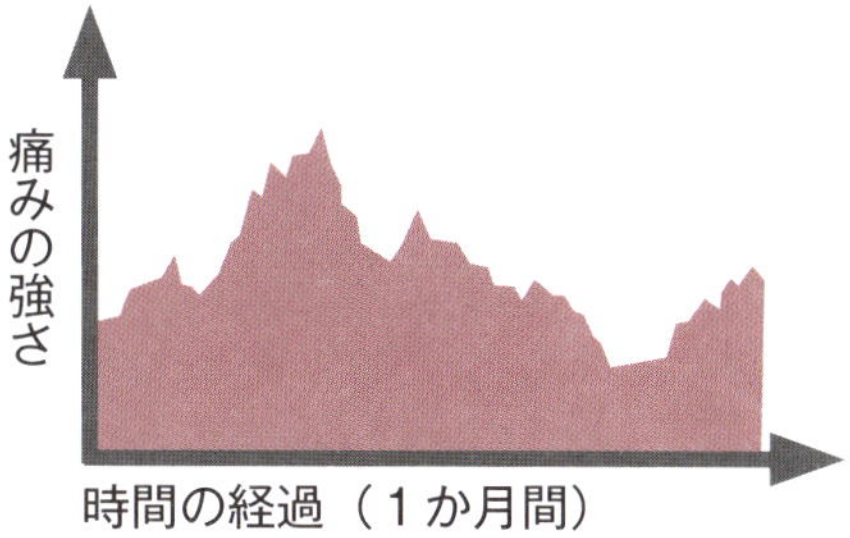

- □ 頭のまわりを締めつけられるように痛み、頭が重い感じがする
- □ 午後から夕方4時ごろにかけて症状があらわれる
- □ ふわふわするようなめまい、ふらつきがある
- □ 首や肩、背中に強いこりがある
- □ 体を動かすと、少し楽になる
- □ 眼精疲労がある

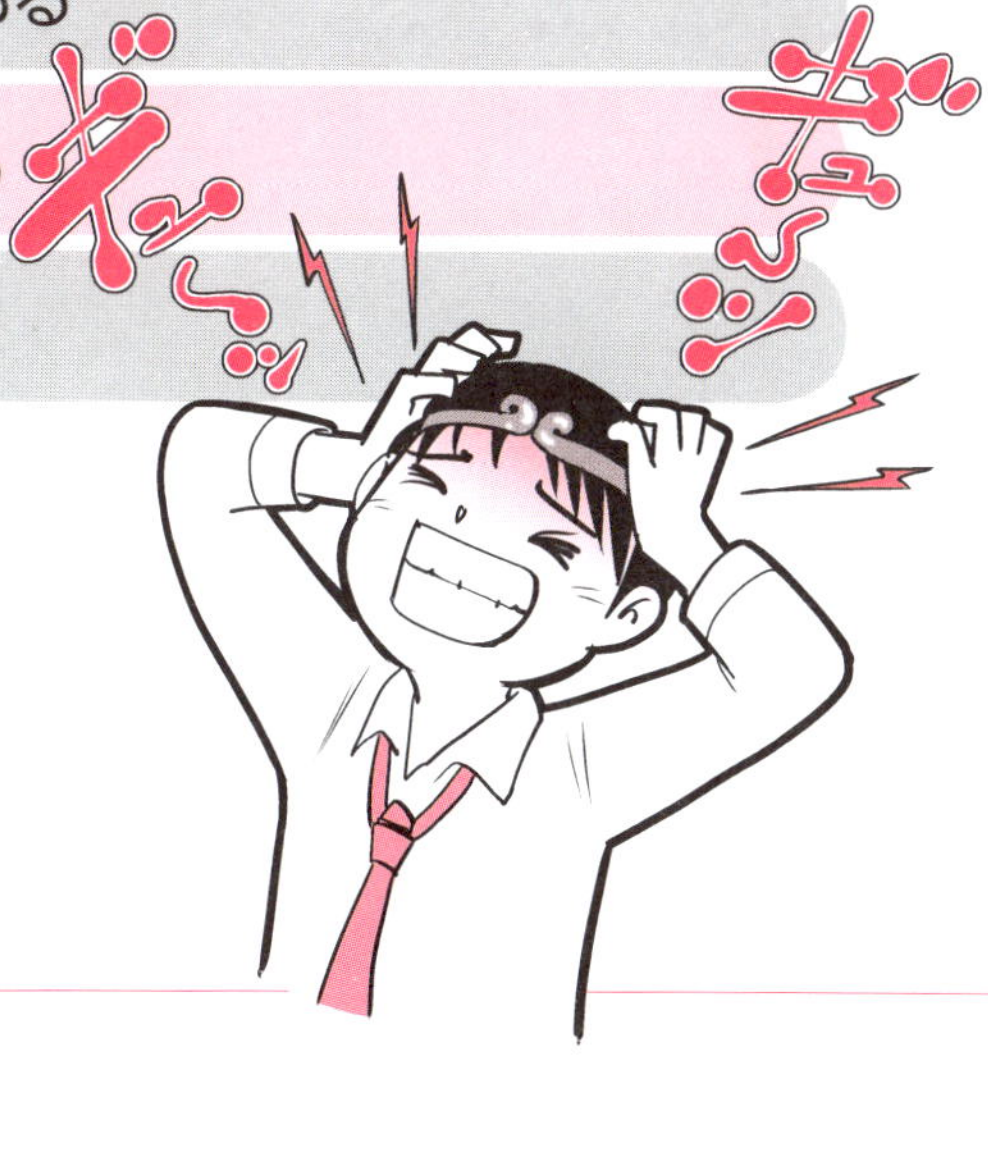

乳酸やピルビル酸といった老廃物が筋肉にたまって刺激する！

緊張型頭痛は、脳の神経の高まりや、不自然な姿勢や過度なストレスなどが重なって引き起こされると考えられています。そのメカニズムは、血管が拡張して三叉神経《さんさしんけい》を刺激する片頭痛とは、まったく異なるタイプの頭痛です。

筋肉の緊張が高まると、頭の両側にある側頭筋や、首筋から肩、背中にかけての筋肉が突っ張って血行が悪くなります。すると、血液の流れが停滞した血管内に、乳酸やピルビル酸といった老廃物が発生します。その老廃物が筋肉にたまり、筋肉内の神経を刺激して、持続性の痛みが生じるとされています。

緊張型頭痛の場合は、体を動かすと痛みが増すという片頭痛と違い、体を動かしても痛みが増すことはありません。むしろ、体を動かして温めることで、筋肉の緊張がほぐれ、楽になります。

これは収縮した血管を刺激して血流を促すことで、痛みのもとになる老廃物の滞りを解消することができると考えられているからです。

《痛みのメカニズム》
長時間の同じ姿勢が引き金になる!?

心身のストレスなどから筋肉が緊張し、硬くなる

↓

筋肉内を走る血管が圧迫され、血流が悪化する

↓

乳酸などの老廃物がたまりやすくなり、神経を刺激

↓

痛みが起こる

3つの筋肉

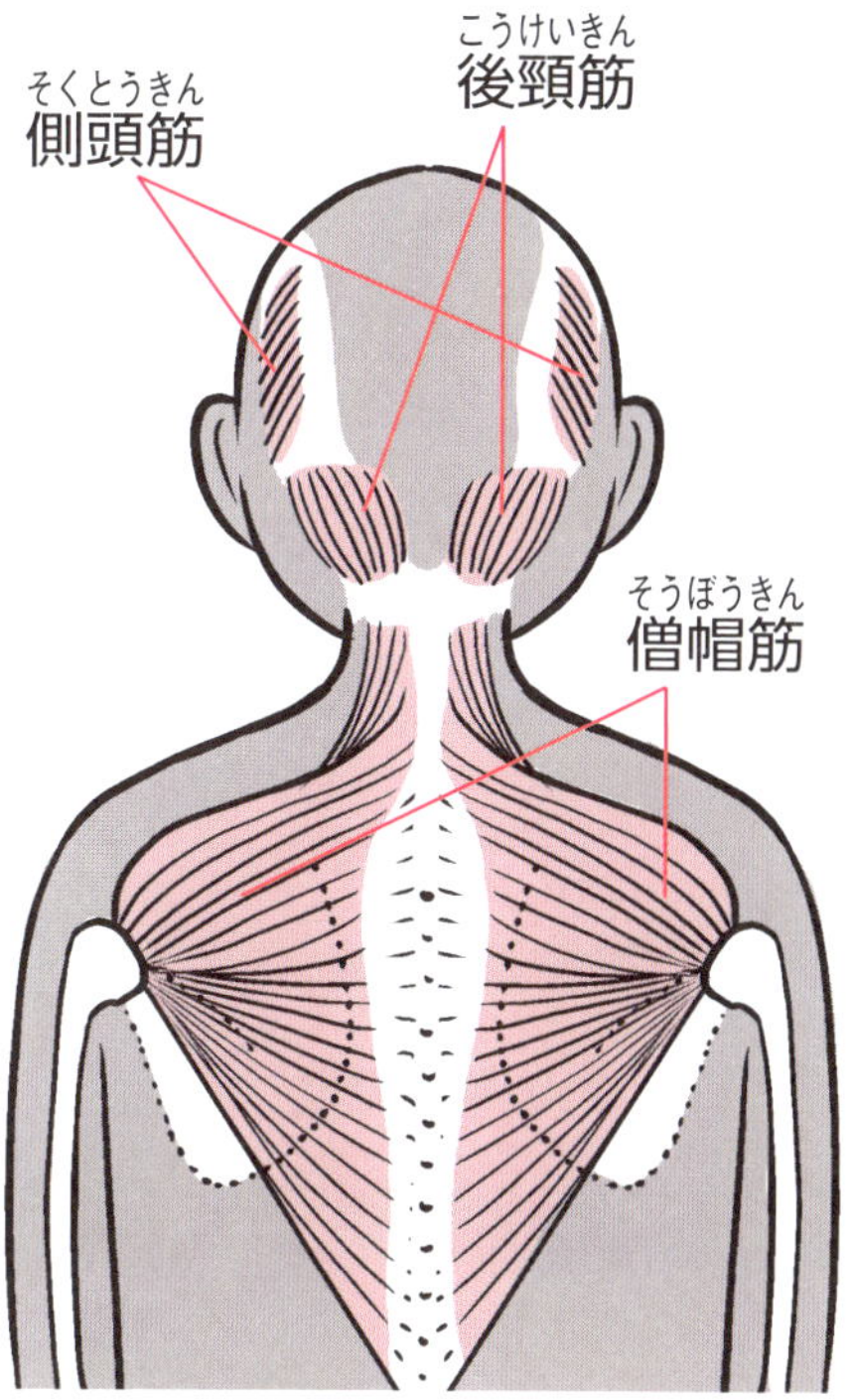

緊張型頭痛とのかかわりが深い筋肉

パソコン操作、車の運転、体の冷えなどが神経や筋肉の緊張を高める

緊張型頭痛は、ストレスや不安、同じ姿勢を続けることによる筋肉（側頭筋、後頸筋、僧帽筋）の緊張や、眼精疲労による刺激が原因で引き起こされるといわれています。また、その痛みがストレスとなり、さらに筋肉を収縮させて頭痛をひどくするという悪循環に陥ります。

緊張型頭痛を誘因する身体的なストレスには、上半身を前かがみにしたパソコン操作、うつむき姿勢のスマートフォン操作、車の運転、就寝時の合わない枕など、不自然な姿勢を長い間続けることなどがあげられます。体の冷え、運動不足なども誘因します。

また、家庭内でのトラブルや仕事がうまくいかないなどの精神的ストレスも、神経や筋肉の緊張を高め、緊張型頭痛の誘因となります。

パソコンやゲーム、スマートフォンの普及とともに、若年層にも緊張型頭痛の訴えが増加しています。片頭痛のように、日常生活に支障をきたさないとされていますが、慢性化すると治りにくく、つらいのは事実です。

緊張型頭痛が起きやすいデスクワーク姿勢

✕ 肩こり、頭痛をまねきやすい姿勢

浅く腰かけると姿勢が安定せず、あごが前に出てしまうため首が不安定に。頸椎《けいつい》が湾曲して首を痛め、腰や背中にも負担がかかります。

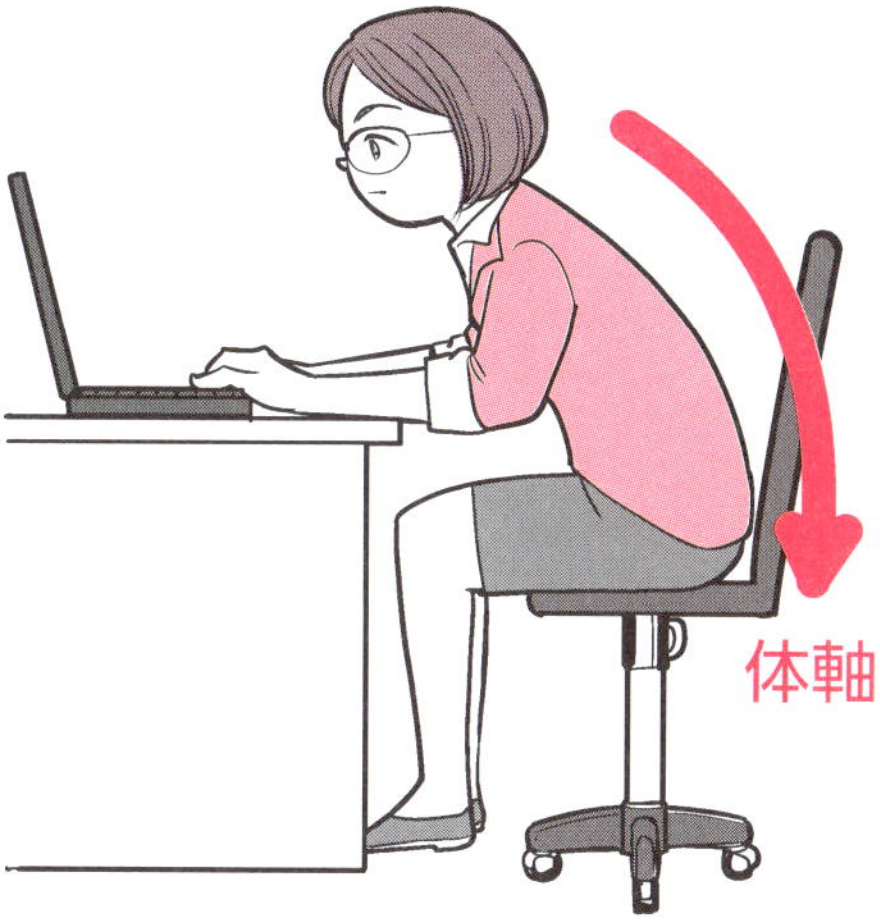

○ 正しい姿勢でいすに腰かける

首に負担をかけず、楽な姿勢でパソコン操作をしましょう。

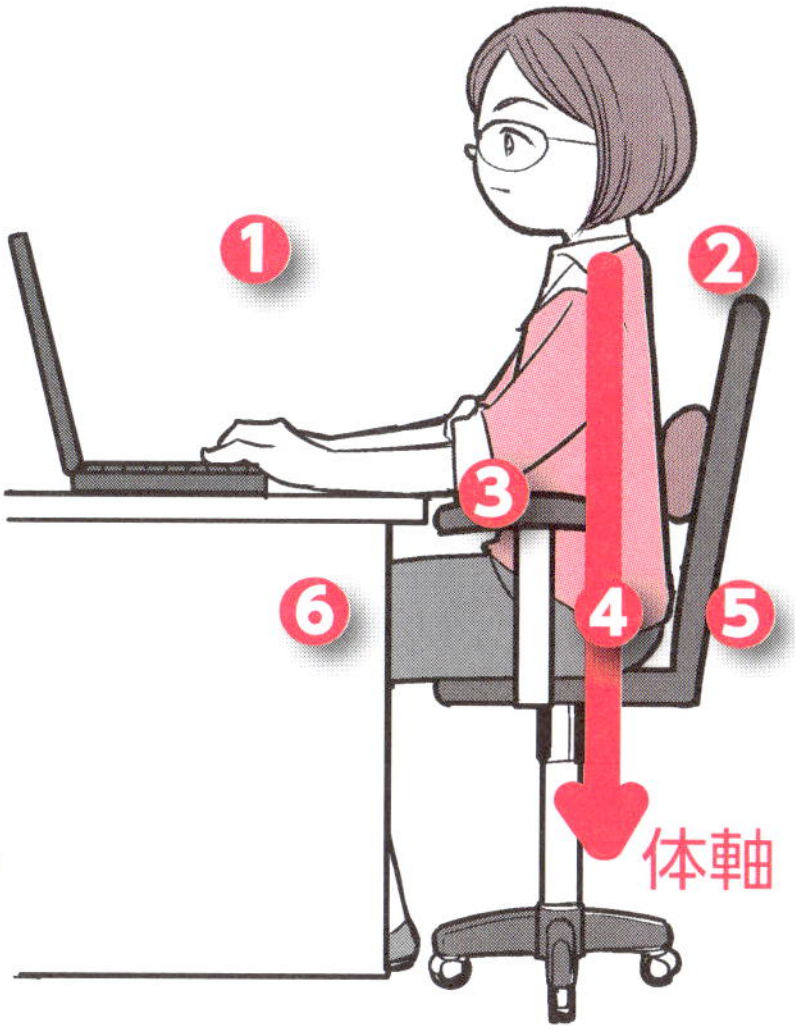

1. 視線は10度くらい下になるように背筋を伸ばす
2. 背中のすき間に腰枕を入れる
3. ひじはひじ置きにおく
4. 骨盤は体軸に対して垂直に
5. お尻は背もたれにつけて深く座る
6. ひざは骨盤より下に

和服の似合う〝なで肩〟の人は、緊張型頭痛があると思って間違いない

「肩こりのない日本人はいない！」といわれるほど、我が国では肩こりの人が多いのです。日本人は、畳での生活を続けてきたために、前かがみの姿勢になりやすいからのようです。

緊張型頭痛と肩こりはセットで起こります。肩こりを感じた段階で、首や肩をストレッチして楽になった場合は、緊張型頭痛と思ってよいでしょう。とくに女性の場合は、和服の似合う〝なで肩〟体型の人は、緊張型頭痛があると思って間違いないでしょう。〝いかり肩〟体型の人は、緊張型頭痛は少ないと思われます。

医療機関で患者さんが「肩こりがして頭が痛い」と訴えると、首のエックス線写真が撮られ、首の骨（頸椎《けいつい》）が悪いから、頭痛が起きていると指摘を受けます。私たち日本人が「肩」と呼んでいる部分は、解剖学的には「首の一部」とされています。ほんとうの意味での肩は、腕のつけ根の肩甲骨のあたりを指します。したがって、「肩こり」ではなく、「首こり」というのが正しいのです。

ショルダーバッグの持ち方

こんな人は要注意

いつも重たいショルダーバッグを持ち歩く、
両手で持ちきれないほど買い込んでしまう……。
肩や腕の同じ場所で荷物を長時間持っていると、筋肉が緊張して慢性的な血行障害に陥りやすくなります。

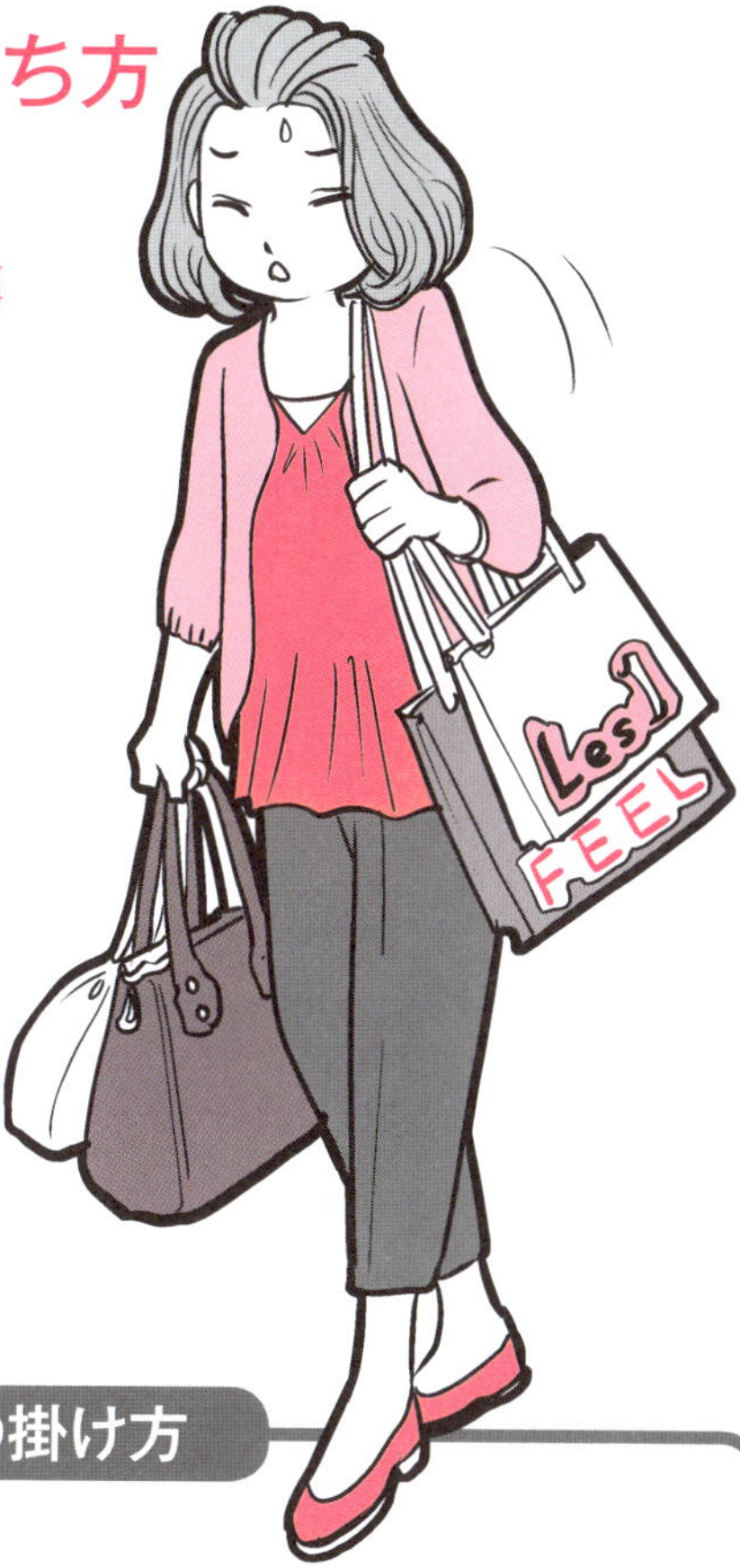

肩ひもの掛け方

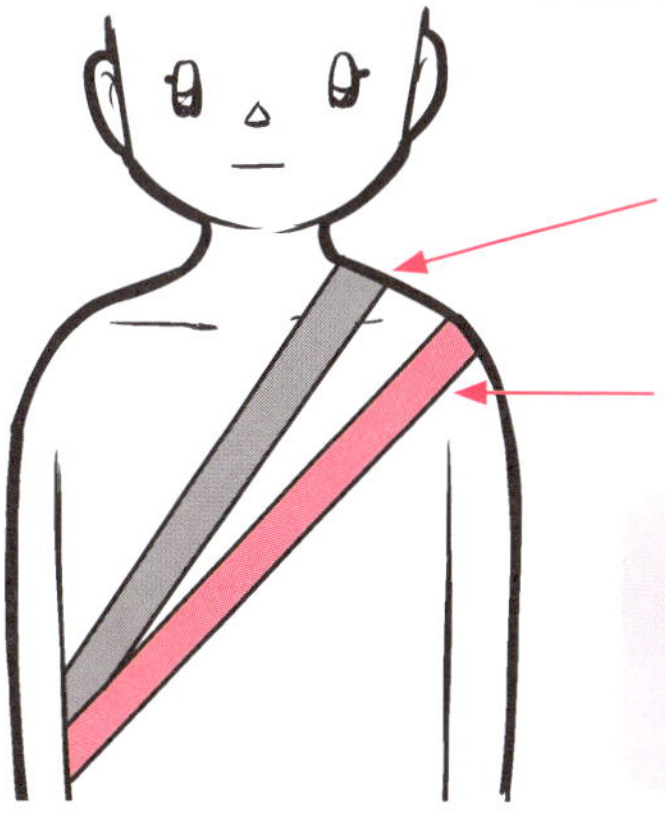

× 首や肩、背中のこりにつながる肩ひもの位置

○ 肩甲骨に肩ひもを掛ける

ショルダーバッグは、肩に掛ける鞄。本来、肩甲骨に少し引っ掛けるようにして歩くもの。

痛みのもぐら叩き！興奮状態が高まった深刻な状態

慢性頭痛の患者さんの中には、「いつも頭が痛いので、毎日薬を飲んでいる」「薬を飲んでも効かないので、またすぐに飲んでしまう」「頭痛薬を飲みすぎて胃が荒れてしまった」という経験のある人も多いのではないでしょうか。このように、いつも頭が痛くて薬が手放せなくなってしまう人は、「薬剤の使用過多による頭痛（＊）」である可能性があります。

頭痛の起きる頻度は、ほぼ毎日。だらだらとした痛みを感じます。服薬をすれば、一時的に症状は緩和されて楽になるものの、すぐにまた痛みが出てきます。そのため、薬の種類や量がどんどん増えていくというのが、典型的なパターンです。

ここでいう薬剤とは、薬局で買える鎮痛薬、医療機関から処方される鎮痛薬など、急性期頭痛の治療薬のことです。薬剤の使用過多による頭痛は、これらの薬をひんぱんに服用することで起こると考えられています。薬で痛みだけを抑え、背後にある脳の興奮を放置していると、より深刻な状態に陥っていきます。

＊ 2014年発刊の『国際頭痛分類第３β版』（日本語版）では、これまでの病名「薬物乱用頭痛」を、「薬剤の使用過多による頭痛」の表記に変更。

痛みに対する不安があるために薬を飲まずにいられない

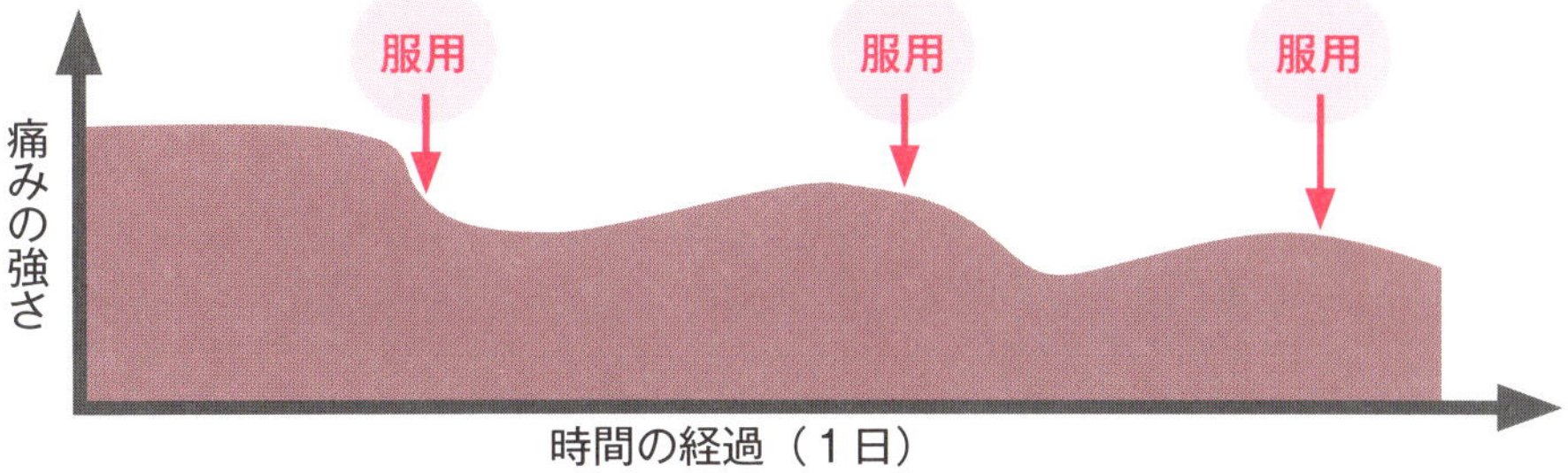

朝起きると、すぐに鎮痛薬を飲むのが習慣化している人が少なくない

- □ 早朝や明け方から頭が重く痛い日が続く
- □ 発作に襲われる不安が強く、薬を飲まずにいられない
- □ 薬の効果が短く、すぐにまた痛みだす
- □ 薬が切れると、頭がズキンズキンする
- □ 月に15日以上、鎮痛薬を服用している

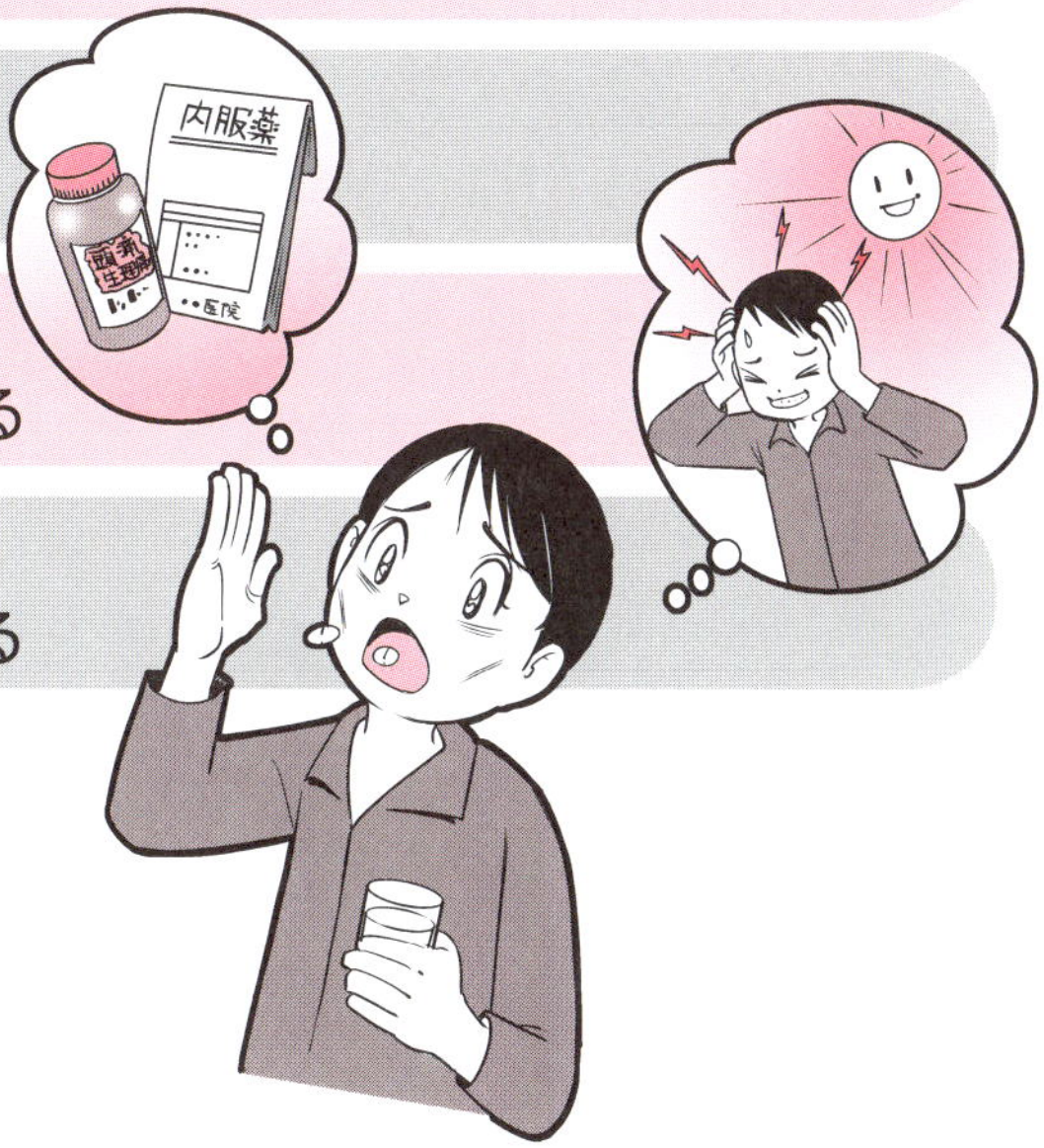

大半は片頭痛がこじれて生じる　その影響は、全身に及ぶ

慢性頭痛に悩んでいる人は、鎮痛薬を服用し続けるうちに、薬剤の使用過多による頭痛に陥る可能性があります。その中でも注意したいのが片頭痛です。

片頭痛は、いったん症状が治まると痛みは嘘のように消えてしまい、ふだんは何の症状もありません。そのため、痛みだしたときだけ市販薬を飲んで、がまんしてしまう人も少なくありません。

市販薬でうまくコントロールができていれば問題はないのですが、市販薬が効かず、毎日のように鎮痛薬を服用している、寝込んでしまうなど、日常生活に支障がある場合は、自己対処がかえって片頭痛をこじらせてしまうことがあるのです。

鎮痛薬の乱用は、慢性頭痛の原因になるだけでなく、全身に影響するおそれもあるのです。市販の鎮痛薬を20年以上服用し続けていると、高血圧になりやすいことがわかっています。また、胃の粘膜を傷めて潰瘍《かいよう》ができてしまう危険性もあります。自己判断で対処せず、早めに医師に相談してください。

《痛みのメカニズム》
脳過敏症候群になりかかった状態

「痛み」という
表面的な症状を叩く
ことを繰り返す

↓

脳の興奮性は抑制されず、
痛みの閾値《いきち》（＊）だけが
下がっていく

↓

慢性的に
痛みを感じる

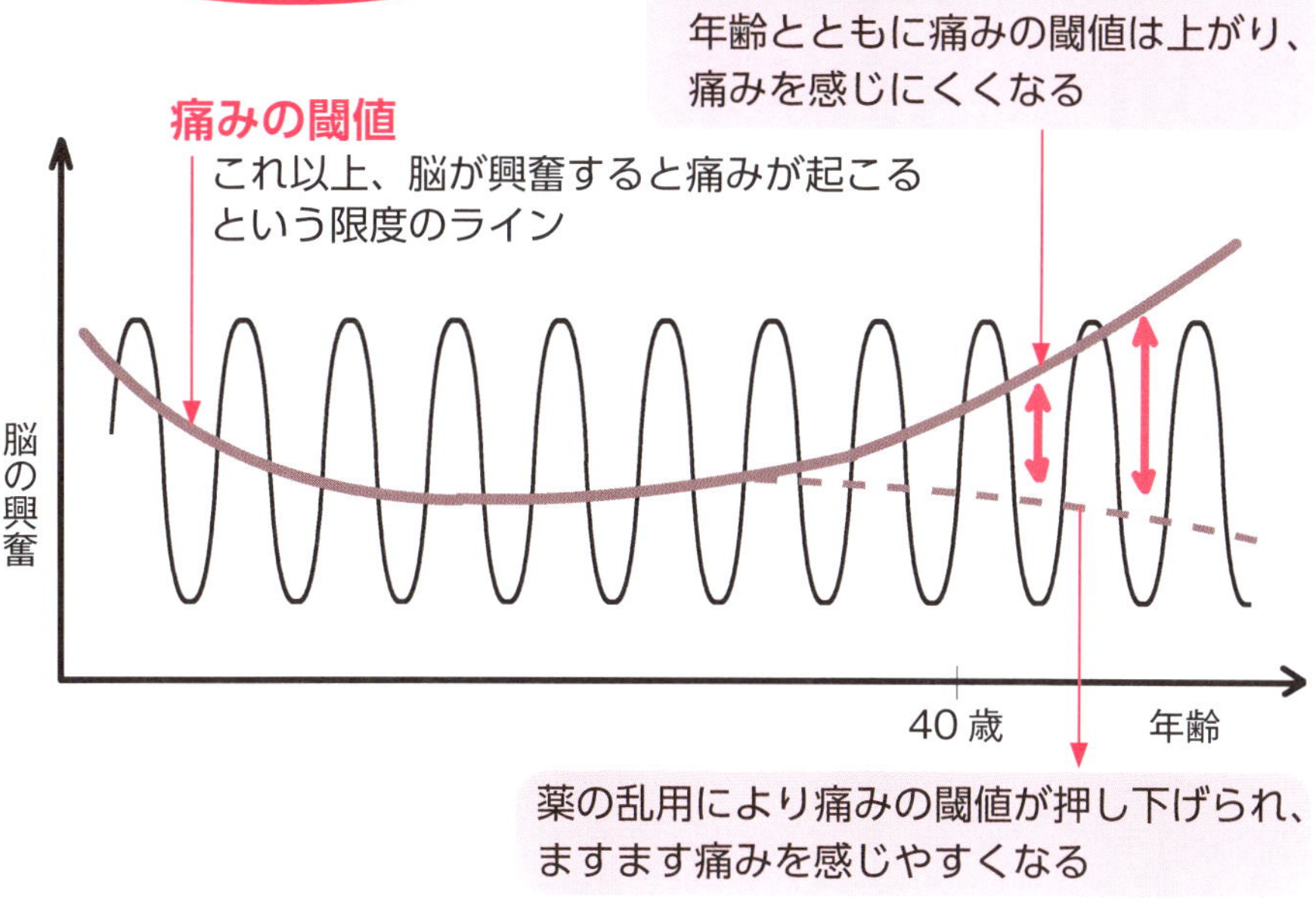

＊閾値：興奮を引き起こすのに必要な最小の刺激の値。

忙しいときより週末や休日など、ホッとしたときこそ危険

過度なストレスは、脳の興奮をまねきますが、ストレスが続いている間は、意外に頭痛は出にくいものです。危険なのは週末や休日など、ストレスから解放されたときです。

では、なぜストレスから解放されたときなのでしょうか。

それは、現代人の生活パターンにあります。平日は仕事に明け暮れ、休みの日になると睡眠過多になることがあります。すると、人間の自律神経のうち、休息時にはたらく副交感神経が優位になって、気持ちがゆるみます。その結果、脳の血管がゆるんで、三叉神経《さんさしんけい》が刺激されて頭痛が起こりやすくなるのです。

休日にホッと一息ついたときに起こる頭痛のことを、欧米では「休日型頭痛」と呼んでいます。

最近は、週初めの月曜日や火曜日に頭痛発作に襲われる、いわば「週明け型頭痛」とでもいうような頭痛を抱える人が増えています。これは休みの日であっても心身がリラックスできず、週明けにその疲れが一気に襲ってきて睡眠過多の状態になるためのです。

ストレスが頭痛を悪化させるしくみ

肉体的ストレス

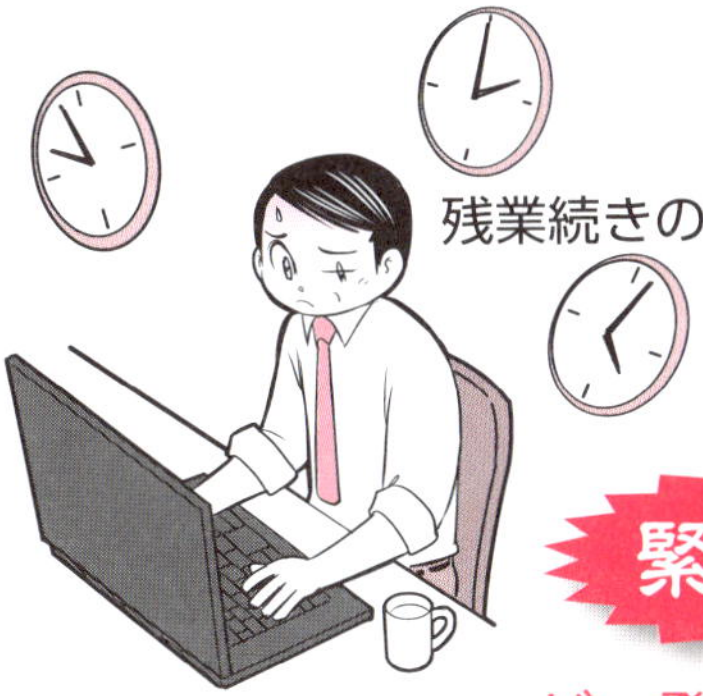

残業続きの日々

精神的ストレス

受験勉強は子も親も
脳は興奮状態にある

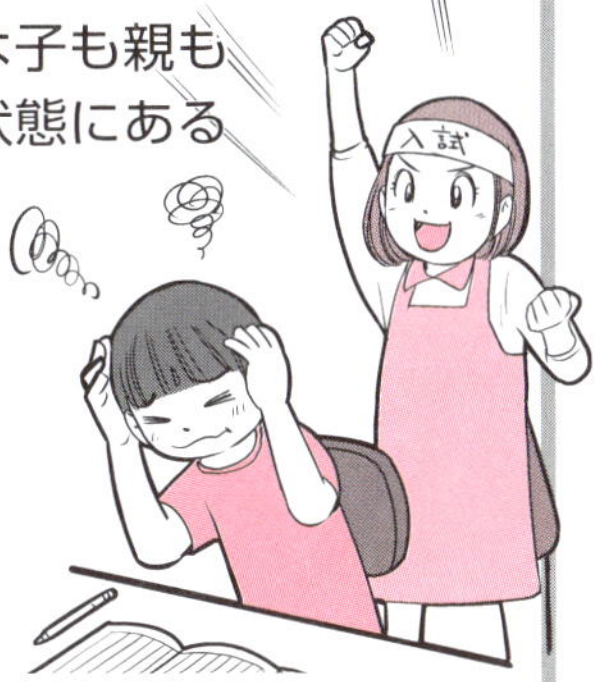

緊張型頭痛

が、発生するおそれがある

●体内では自律神経のうち、活動性を高めるときにはたらく交感神経が高ぶった状態に

ストレスからの解放

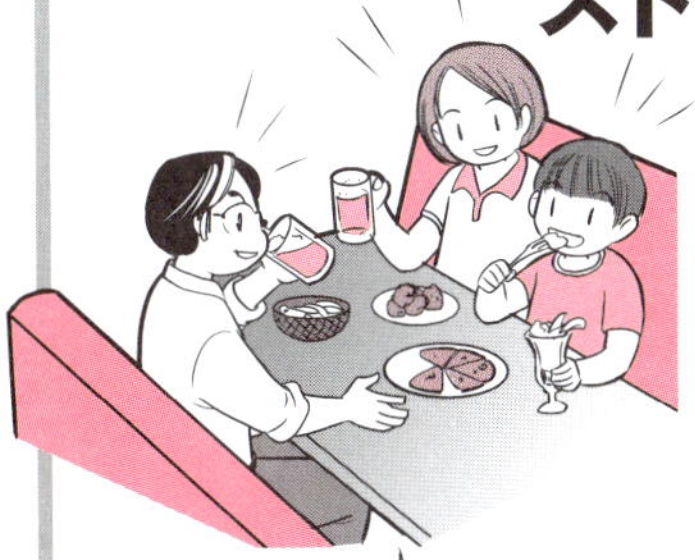

アルコールを飲むと、
さらに血管が拡張しやすくなる

片頭痛

が、発生するおそれがある

●体内では、副交感神経が優位な状態に
●筋肉の緊張がとけ、血管もゆるみがち
●セロトニンが減少し、血管の拡張が進む

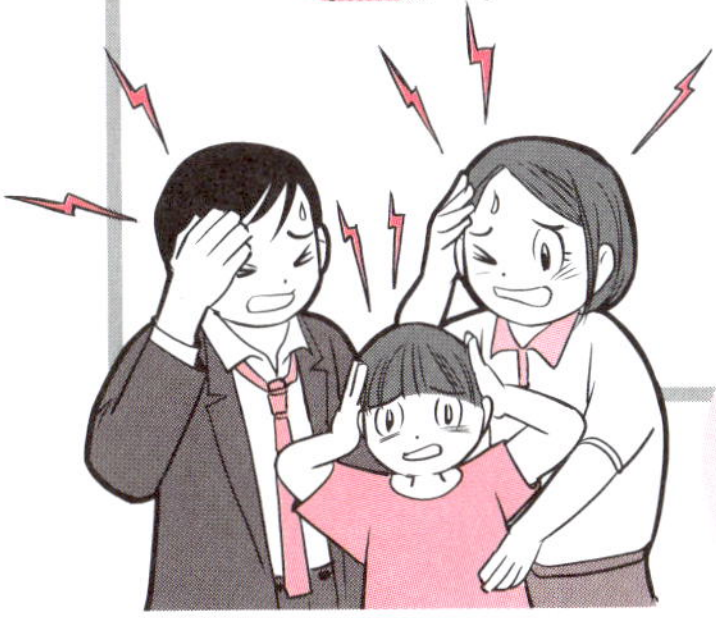

せっかくの
息抜きが
台無し

子どものころから潜伏している帯状疱疹ウイルスが三叉神経を刺激する

最近、中高年に急増しているのが、「帯状疱疹《たいじょうほうしん》」です。ピリピリと刺すような痛みに続いて、赤い斑点と小さな水ぶくれが帯状にあらわれるウイルス感染症です。

その原因ウイルスである帯状疱疹ウイルスが、じつは群発頭痛や片頭痛に伴うアロディニア（異痛症）（＊）などに深く関与している可能性があります。

帯状疱疹ウイルスに感染すると、水ぼうそうになります。水ぼうそうは、多くの人が子どものころにかかり、発症後1週間程度で治ります。しかし、治ったといってもウイルスが消滅したわけではありません。じつは、三叉神経《さんさしんけい》の根元にある三叉神経節に潜伏し続けています。そして、季節の変わり目や風邪、過度なストレスなどで免疫力が低下したときに、帯状疱疹ウイルスが再活性化（休眠状態からの再活動）して悪さをするのです。

帯状疱疹ウイルスは、いろいろな症状への関与が疑われています。群発頭痛などへの関与について、いっそう研究を深めていく必要があるでしょう。

＊**アロディニア（異痛症）**：片頭痛の発作早期にあらわれる感覚異常で、患者さんの6～8割にみられる。

三叉神経の根元に棲《す》みついて悪さをする

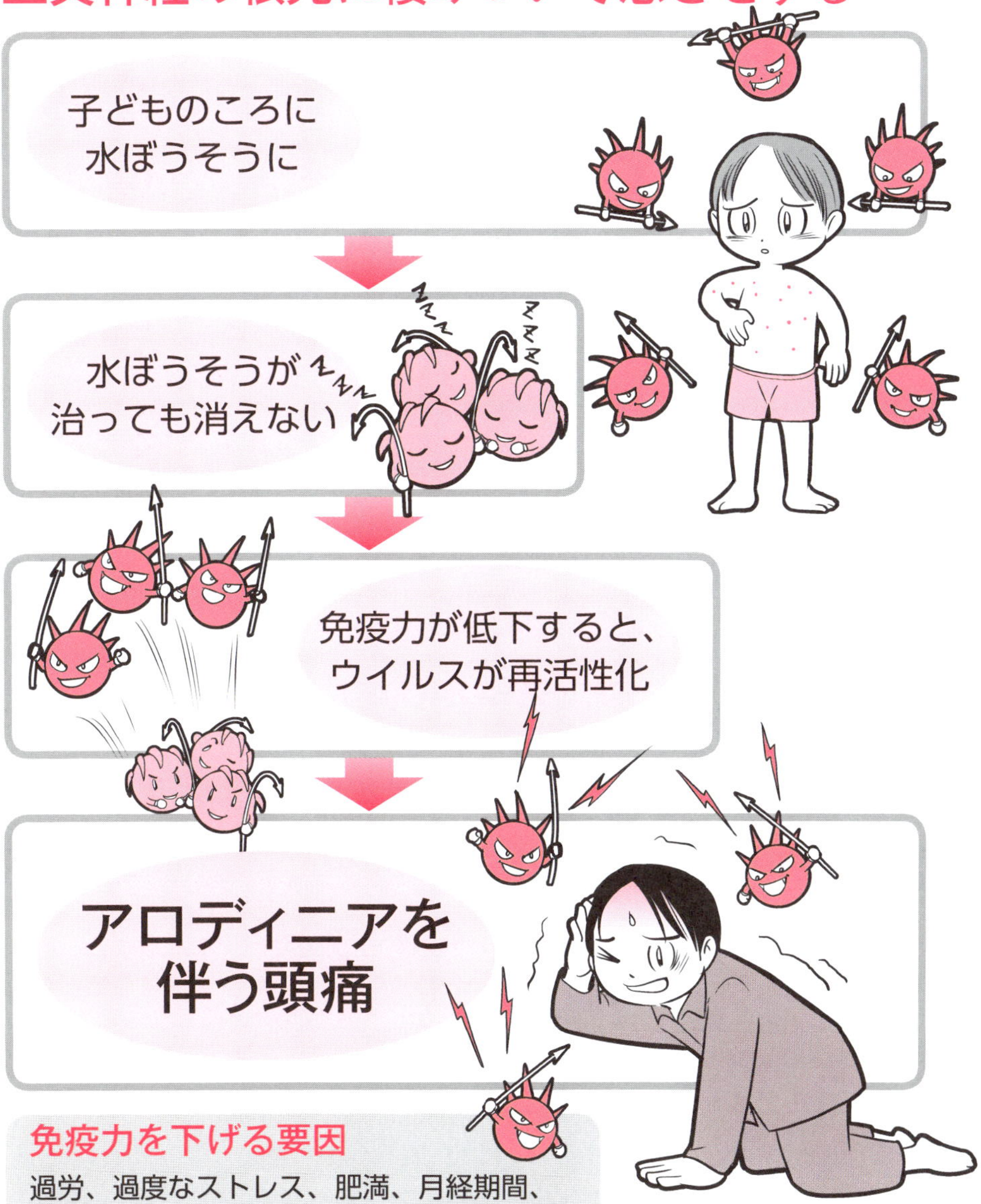

免疫力を下げる要因

過労、過度なストレス、肥満、月経期間、
抗菌剤の長期使用、ステロイド薬の長期服用

鼻や甲状腺の病気は、激しい頭痛をまねきやすい

頭痛とは関係ないと思われるような疾患が、頭痛を悪化させている要因になっていることがしばしばあります。

風邪などの急性の疾患であればわかりやすいのですが、慢性の副鼻腔炎や甲状腺機能の異常などは、すぐにはわからないこともあります。

頑固な慢性頭痛が続く場合や、適切な治療をしていても改善しない場合には、血液検査や画像検査などを受けて、悪化要因がないか調べておくようにしましょう。

花粉症（かふんしょう）

スギ花粉などによるアレルギー反応によって粘膜の血管が腫れ上がり、三叉神経《さんさしんけい》の末端を刺激します。

虫歯（むしば）

歯の内部には血管と三叉神経の末端が入っています。虫歯を放っておけば、歯の痛みがひどくなるだけでなく、片頭痛を悪化させます。

気管支ぜんそく（きかんしぜんそく）

子どものころに気管支ぜんそくだった人は油断禁物。気管支ぜんそくと片頭痛は合併しやすく、また鎮痛薬を服用し続けると咳ぜんそくになりやすいからです。炎症性の疾患は注意が必要です。

副鼻腔炎（ふくびくうえん）

鼻の奥には副鼻腔という空洞があり、脳を守るためのエアクッションの役目を果たしています。鼻が詰まると、空気中のバイ菌やウイルスが混じった鼻汁が副鼻腔にたまります。これが鼻の粘膜に分布する三叉神経を刺激し、片頭痛や群発頭痛の悪化をまねきます。

副鼻腔の構造

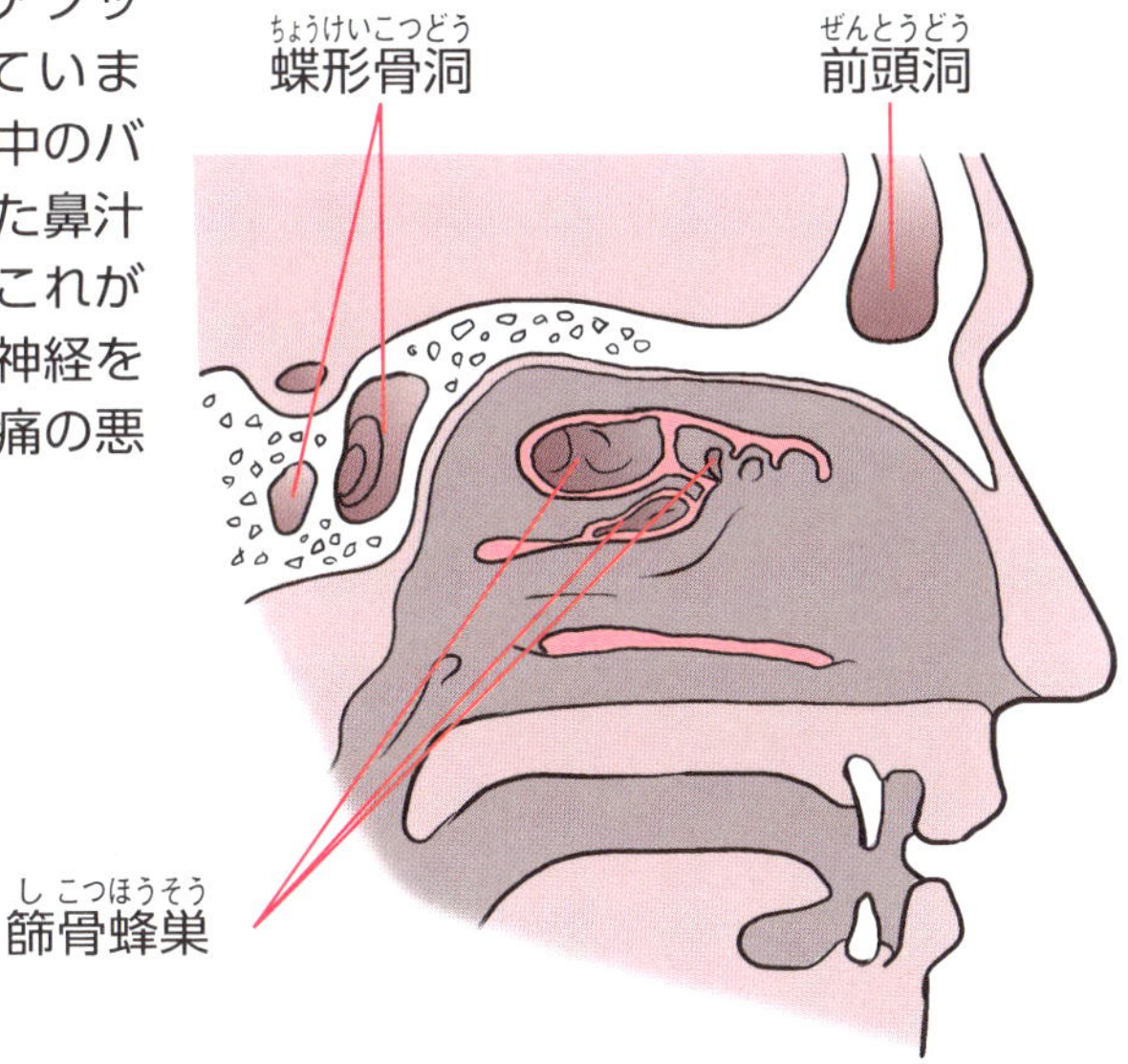

甲状腺機能の障害（こうじょうせんきのうのしょうがい）

甲状腺のはたらきが異常に高まる甲状腺機能亢進症（バセドー病）を発症すると、毎日激しく痛むようになり片頭痛を悪化させます。逆に、甲状腺機能低下症を発症すると、緊張型頭痛のような頭重感が続くようになります。

甲状腺の位置

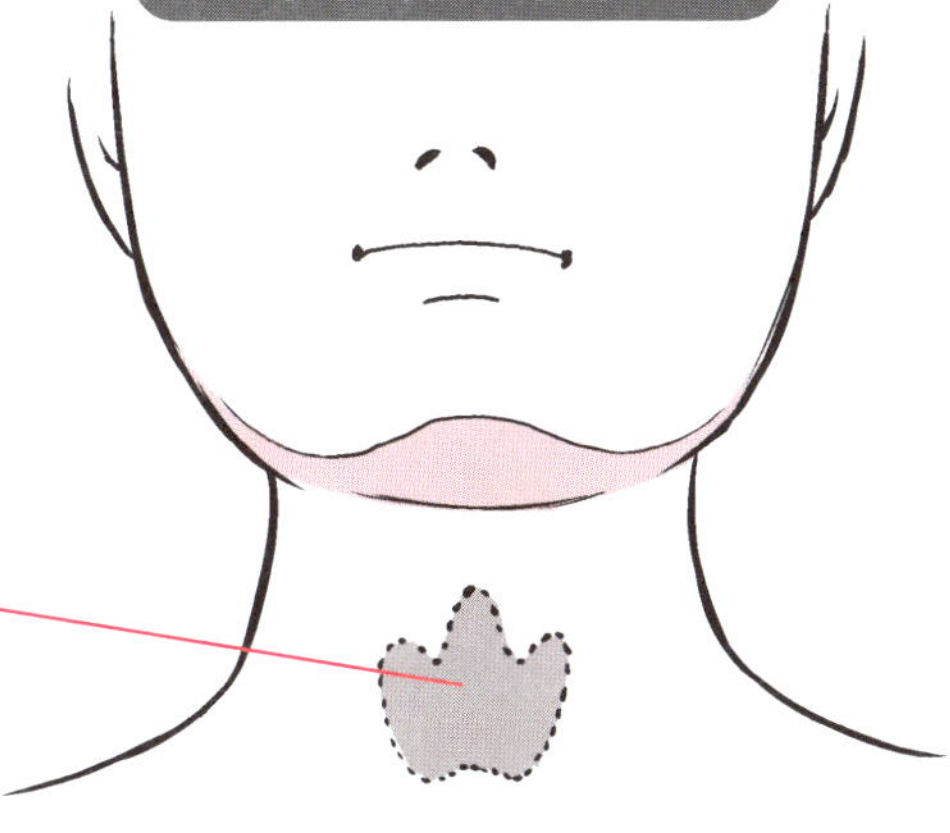

甲状腺

新陳代謝を活発にする甲状腺ホルモンを分泌。
うがい薬の使いすぎは要注意！

頭痛の背後にあるかもしれない病気
原因が違えば対応も変わってくる

慢性頭痛に悩まされている人は、脳の興奮による症状なのか、それとも何か別の原因があるのか、頭部CTスキャンやMRIなどの画像検査を受けて、きちんと調べておくことが必要です。

中高年の場合は、脳梗塞や脳出血などの脳血管障害の後遺症によるものが考えられます。

また、生活習慣の乱れや、そのために生じる生活習慣病、自律神経のはたらきの不安定さなどが、不快な症状と関連することもあります。

慢性中耳炎（まんせいちゅうじえん）

耳の奥の中耳に炎症が生じた状態。耳鳴り、難聴、めまい、吐き気を伴う。

耳管狭窄症（じかんきょうさくしょう）

耳と喉をつなぐ管の内腔に炎症が生じ、通りが悪くなった状態。耳鳴りがする、自分の声が響く。耳がふさがった感じがする。

メニエール病（めにえーるびょう）

平衡感覚をつかさどる内耳にリンパ液がたまって機能が低下。回転性のめまい、耳鳴り、難聴を伴う。

突発性難聴（とっぱつせいなんちょう）

原因不明のまま、突然、耳の片側が聴こえなくなる。耳鳴り、回転性のめまい、吐き気を伴う。

脳神経腫瘍（のうしんけいしゅよう）

脳腫瘍の一種。三叉《さんさ》神経《しんけい》や聴神経にできやすく良性だが、大きくなると脳幹を圧迫して悪化する。難聴、耳鳴り、ふわふわするようなめまいが伴う。

脳腫瘍（のうしゅよう）

脳にできる腫瘍の総称。発症する部位や大きさで、さまざまな症状があらわれる。側頭葉《そくとうよう》（69ページ）にできる。耳鳴り、難聴があらわれることも。

脳梗塞（のうこうそく）

脳の動脈の内腔が狭くなって詰まり、血流が悪くなる。完全に途絶えると脳の一部が壊死してしまう。めまい、耳鳴り、難聴、手足のしびれなど。

脳血管の異常（のうけっかんのいじょう）

動脈硬化や動脈瘤など、脳血管の異常で聴神経が圧迫されると、めまい、耳鳴り、難聴が伴うこともある。

脳出血（のうしゅっけつ）

脳の血管が破れて出血した状態。小脳や脳幹の血管が破れると、激しいめまいや嘔吐の症状があらわれる。

良性発作性頭位めまい症（りょうせいほっさせいとういめまいしょう）

上を向く、下を向く、寝返りを打つなど、頭の位置を変えたときに起きるめまい発作。症状はめまいや吐き気。

前庭神経炎（ぜんていしんけいえん）

平衡感覚にかかわる情報を脳に伝える神経に炎症が生じる。激しい回転性のめまいに襲われる。

不眠、不安（ふみん、ふあん）

脳や耳に異常はないが、めまいや耳鳴り、不眠が続き、集中力の低下、気分の落ち込み、不安……などが強い場合は、うつ病やパニック障害の疑いがある。

全身性の病気も影響する

生活習慣の乱れ

過労やストレス、偏った食事、不規則な生活、睡眠不足など、生活習慣が乱れていると、不快な症状が生じやすい。生活習慣病の引き起こし、さらに悪化させるおそれもある。

高血圧

血圧が高いと頸動脈の血流が聞こえて、耳鳴りと勘違いされることがある。動脈を損傷しやすくなる。不眠が生じることも。

糖尿病

血糖値が高い状態が続くと、動脈硬化が進行して血流障害を起こしやすくなる。

脂質異常症

血液の中の脂質（コレステロール、中性脂肪など）が多くなりすぎた状態。動脈硬化の進行を早める。

自律神経失調症

生活習慣の乱れやストレスなどにより、自律神経系が調節異常を起こし、さまざまな不快症状にみまわれる。

更年期障害

更年期になり自律神経の働きが不安定になり、頭痛、めまい、耳鳴り、ほてり……さまざまな不快症状が生じる。

動脈硬化

動脈の血管が硬くなって弾力性が失われた状態。血液の流れが滞り、脳梗塞や心筋梗塞などの原因となる。

第2章

脳過敏症候群の診断と頭痛の最新治療

頭鳴《ずめい》、めまいなどの原因として注目されている
脳過敏症候群とは何かを解説します。そして、そのもととなる
頭痛の診断、検査、治療……などを紹介していきます。

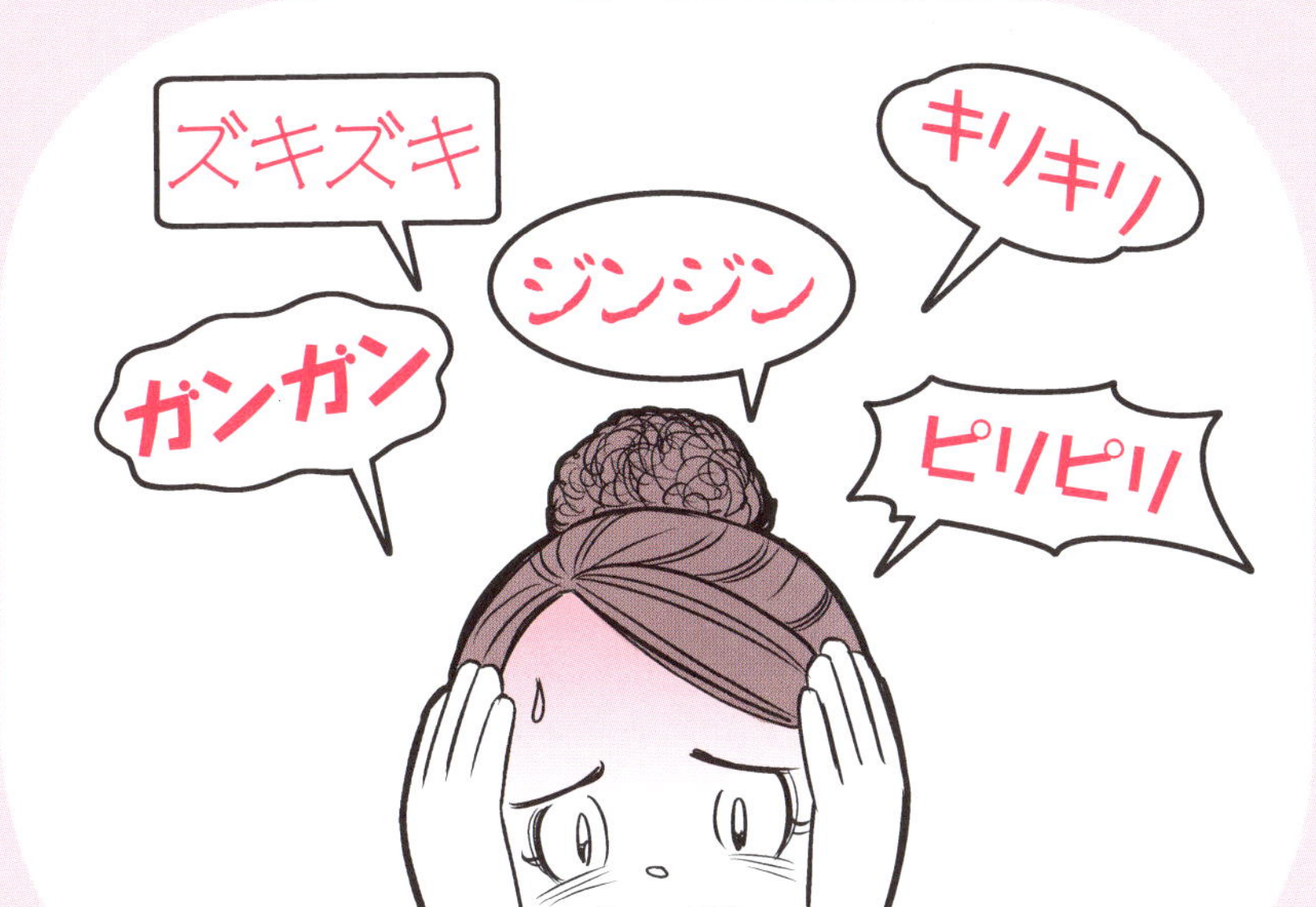

耳鳴り、めまい、不眠、抑うつ感……、片頭痛を放置した人が大半を占める

脳過敏症候群におちいる人は、片頭痛の正しい治療を受けていない人が大半です。厳密にいうと、10年くらい前まで、片頭痛発作に有効的な治療薬がなく、鎮痛薬で痛みを抑えることに目が向けられがちでした。結果、脳の興奮が放置され、脳が〝コゲ〟ついていったのです。

脳過敏症候群が引き起こす症状として、耳鳴り（頭鳴《ずめい》）、めまい、難聴のほかに、不眠症状、不安感、抑うつ感などがあげられます。物忘れが激しくなる、イライラして攻撃的になる、奇行を繰り返すというケースもあります。また、認知症、うつ病、パニック障害だと思われていた人が、じつは脳過敏症候群だったというケースもあります。

片頭痛を長期間放置したことで、脳の興奮状態が残ってしまい、それがさまざまな症状をもたらす原因となってしまうのです。現在、片頭痛を抱えている人は、治療や対処を誤ると脳過敏症候群に移行する可能性があります。そうなる前に、正しい診断と適切な治療を受けることが、なにより大切です。

脳過敏症候群が起こるメカニズム

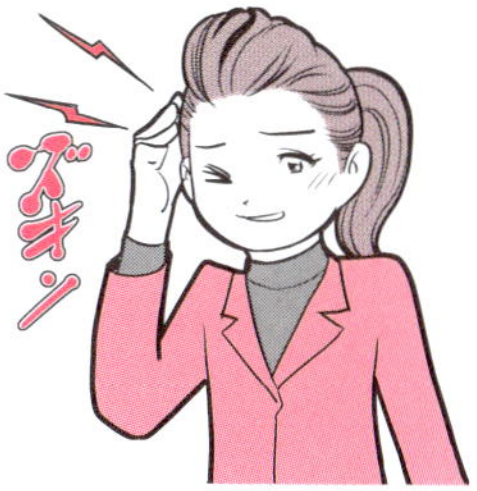

片頭痛への間違った対処が 脳過敏症候群を引き起こす

がまんする

「がまんしていれば治るはず！」と放置していると、どんどん慢性化。がまんは禁物。

鎮痛剤の乱用

鎮痛剤を飲みすぎると、「薬剤の使用過多による頭痛」という別の慢性頭痛になる可能性が。

誤った思い込み

頭痛には片頭痛、群発頭痛、緊張型頭痛などがあり、治療方法は違います。「たかが頭痛」とあなどらず、適切な治療を受けましょう。

こんな状態を続けた結果、
脳の異常な興奮が慢性化して

脳過敏症候群に!

脳過敏症候群が引き起こす不快な症状

- 頭鳴
- めまい
- 不眠
- 吐き気
- 不安感
- 抑うつ感
- イライラ

中高年になって頭の痛みは減弱しても、脳の興奮状態は鎮まるわけではない

みなさんの中には、病院を受診して「片頭痛は年をとったら治るから」「加齢とともに痛みが弱まっていくから」といわれた経験のある人もいらっしゃるでしょう。

たしかに、片頭痛の痛みは、経年とともに減弱していくことが多いのです。片頭痛は、脳の血管が異常に拡張して、血管周囲にあるセンサーの役目を果たしている三叉神経《さんさしんけい》への刺激がもとになり、大脳が興奮することが原因で起こります。

ところが、中高年になると、脳の血管は動脈硬化（*）を起こし、異常な血管拡張が起こりにくくなります。そのため、三叉神経への刺激情報も伝わりにくくなって、痛みが減弱するというわけです。

しかし、痛みが減弱しても大脳の興奮が鎮まったわけではありません。片頭痛のたびに大脳が興奮を繰り返すと、後頭葉や側頭葉、さらには視床という感覚の中枢から、小脳というめまいや平衡感覚に関連した部位にその刺激情報が繰り返し伝えられます。結果、脳の各部位は正常に機能しなくなり、さまざまな機能障害が引き起こされると考えられます。

*動脈硬化：64ページ参照。

大脳の名称とそのはたらき

大脳は部位によって異なる役割をそれぞれ持っています。それぞれの部位が互いに情報を伝えあい、連携しながら心身のバランスをコントロールしています。

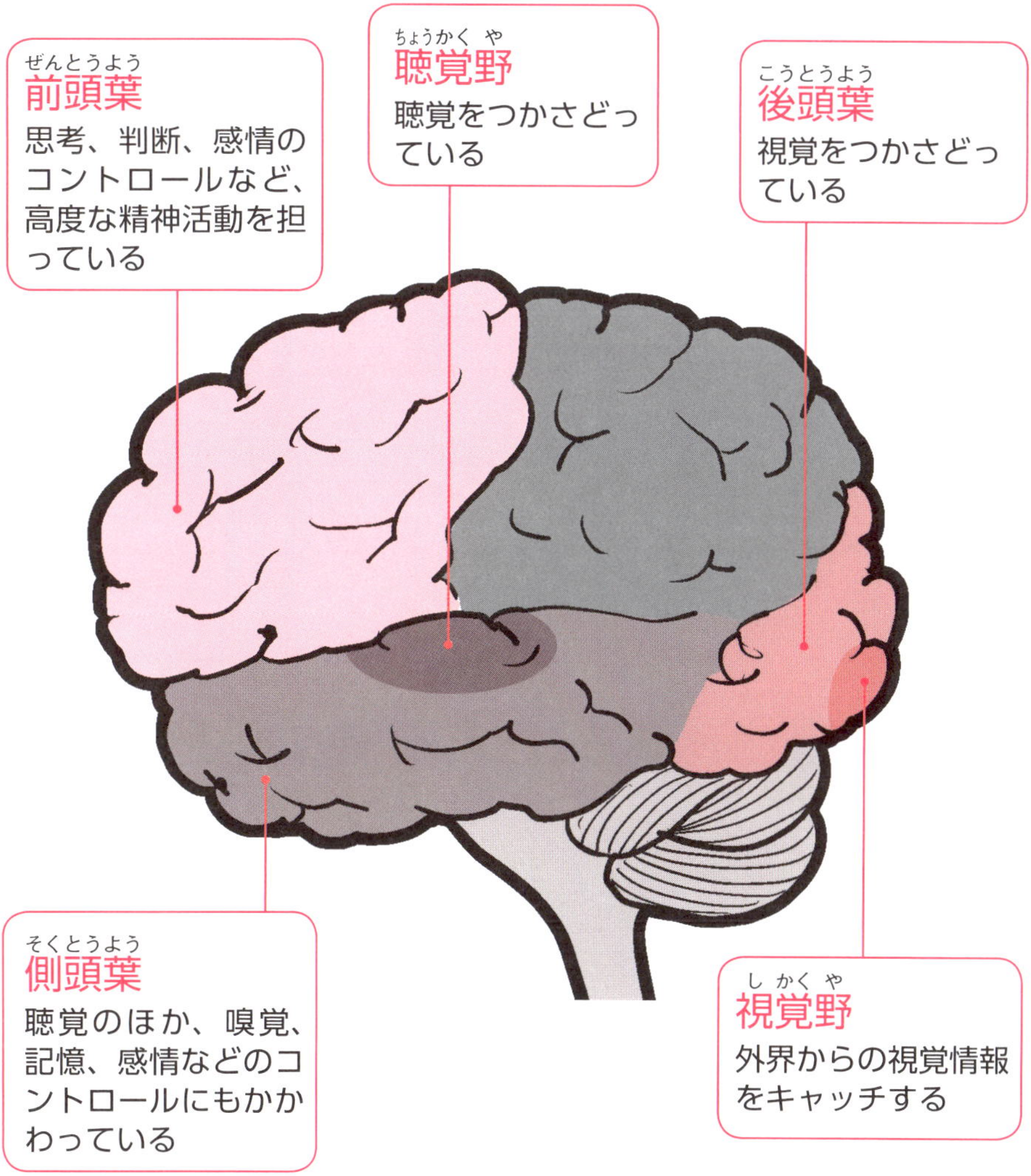
前頭葉《ぜんとうよう》
思考、判断、感情のコントロールなど、高度な精神活動を担っている
聴覚《ちょうかく》野《や》
聴覚をつかさどっている
後頭葉《こうとうよう》
視覚をつかさどっている
側頭葉《そくとうよう》
聴覚のほか、嗅覚、記憶、感情などのコントロールにもかかわっている
視《し》覚《かく》野《や》
外界からの視覚情報をキャッチする

体質と症状、脳の活動をみて、根本治療に結びつける

脳過敏症候群は、さまざまな症状に共通する〝脳の過敏性の高さ〟に注目した、新たな病態です。これまで脳が興奮しやすくなっているために生じている症状があっても、どの診療科を受診しても、「原因がわからない」「不定愁訴」などといわれ、たらいまわしにされ、症状を抑えるための薬を次々に処方されてきた人も多いことでしょう。

しかし、そうした症状も脳の過敏性の高さによるものだとしたら、手の打ちようはあるのです。目の前の症状にとらわれず、病態の本質をつかめば、適切な治療もみえてきます。新たな病態の脳過敏症候群として捉え直すことで、根本治療に結びつくのです。

●正しい診断、治療につなげるための3つのポイント

□ほかの病気による症状でないことを調べておく（除外検査）
□これまでの症状や経過などをきちんと伝える（問診）
□頭痛治療に詳しい医師にかかる

脳過敏症候群の診断の進め方

問診

まず問診で脳の過敏性が高い体質かどうかを判断。これまでの生活を振り返るとともに、親または子が慢性頭痛を患っていないか確かめておきましょう。

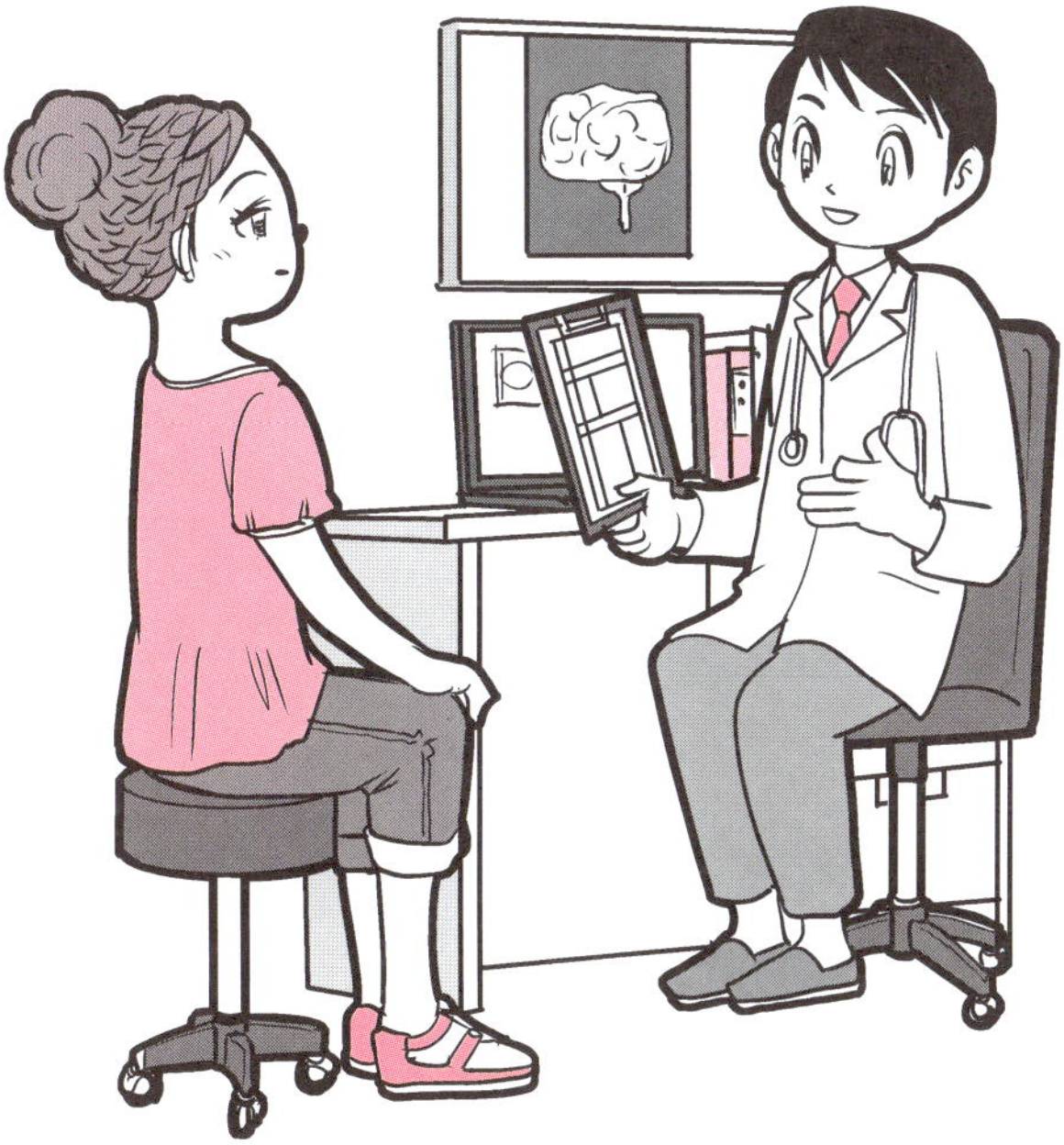

除外検査

症状に応じて、ＣＴスキャンやＭＲＩなどの検査を行います。

脳波検査

脳波を調べて、脳の興奮状態を確かめます。

診断

総合的に脳過敏症候群であるかどうかを判断します。ただし、現在、頭痛がある場合は「片頭痛」「群発頭痛」という頭痛タイプによる診断名がつけられます。

興奮しやすさは脳波でわかる！脳波をとらない診断は鵜呑みにしないこと

脳過敏症候群を診断するためには、脳波検査が必要です。脳波をとらない診断は鵜呑《うの》みにしないでください。

脳が活動すると、脳内では神経細胞から神経細胞へ、微弱な電気信号が流れます。電気信号が流れることで、刺激情報が伝わっていきます。その電気信号をキャッチして、波形の曲線に図形化するのが、脳波検査です。脳波の波形をみることで、脳が興奮しやすいかどうかを判断することができます。

通常、神経細胞へ伝わる電気信号は、強弱を繰り返しています。こまめに休息をとりながら活動しているのです。しかし、脳過敏症候群が疑われる場合には、刺激情報に過剰に反応し、脳波は規則性がなく乱れます。

脳波検査は、覚醒時と時に睡眠時の記録をそれぞれ20分程度行います。また、あらゆる周波数の光刺激を行い、後頭葉からの刺激波が脳のどのあたりまで波及するかを観察したり、てんかんとの鑑別も行います。

脳過敏症候群が疑われる脳波

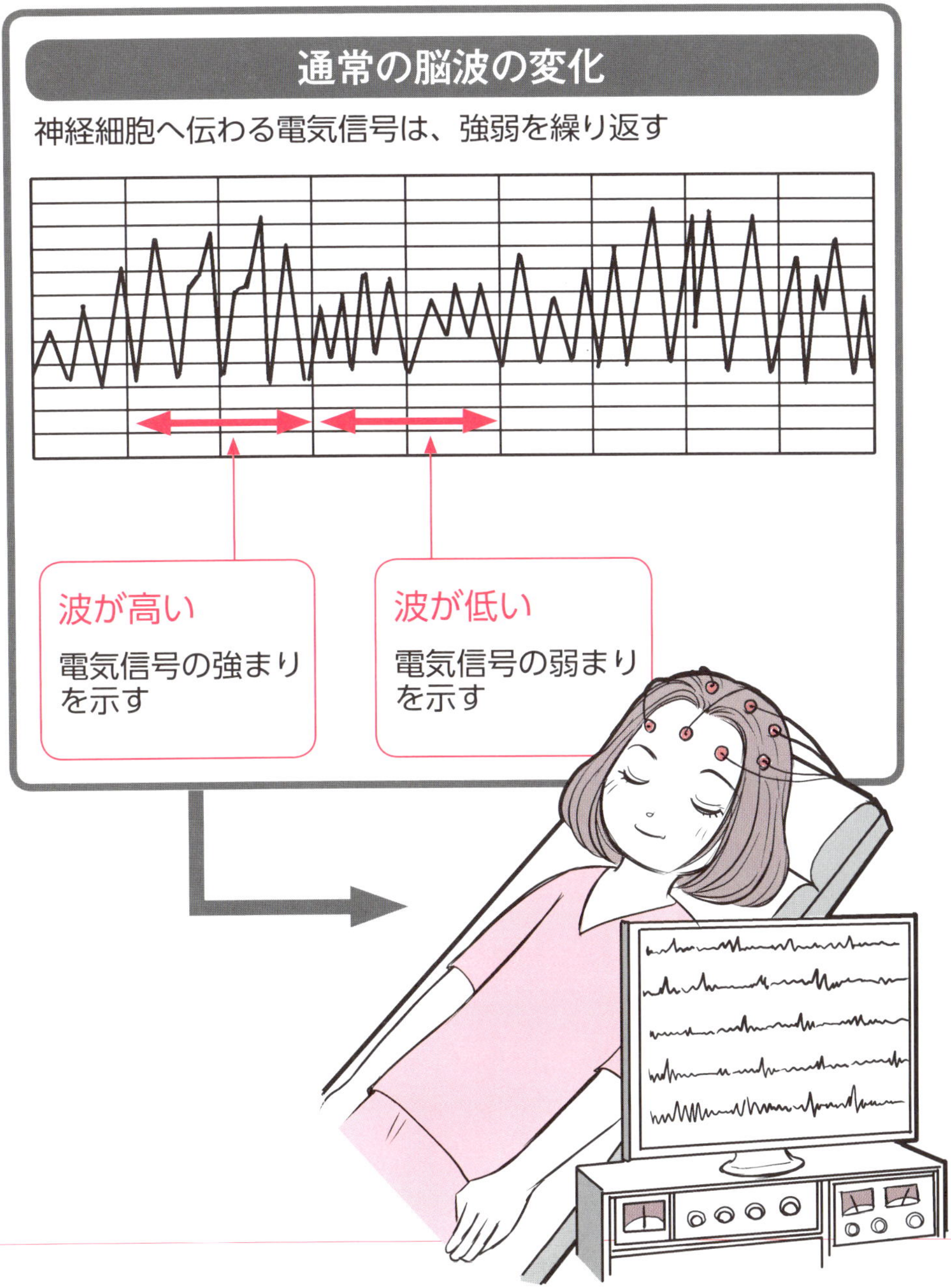

症状の根本にある脳の興奮を鎮める抗てんかん薬、抗うつ薬などを服用する

脳過敏症候群の治療は、症状の根本にある脳の興奮を鎮め、過敏さをやわらげていく薬物療法が基本です。脳過敏症候群と診断されたら、抗てんかん薬、抗うつ薬・SSRI（選択的セロトニン再取り込み阻害薬）などを処方します。

抗てんかん薬は、てんかん（＊）を予防する薬剤ですが、脳の過敏性を抑制し、睡眠を誘発する作用があります。この薬を処方するに至っては、次のような経緯があります。

めまいの患者さんは、不安感と不眠を訴えることが多いので、ビタミン剤とともにある種の抗てんかん薬を処方していたのです。通常、不眠を訴える患者さんには、睡眠薬を処方するのが一般的なのですが、私たち脳神経外科医は、脳の手術後に抗てんかん薬を用いていて慣れ親しんでいたため、その作用を応用して、めまいの患者さんにも抗てんかん剤を処方することがあったのです。

この抗てんかん薬が、めまいの再発を著明に減少させ、自然に症状が改善していたというわけです。

＊**てんかん**：突然、けいれんや意識障害の発作を繰り返し起こす病気。

脳過敏症候群は薬物療法が基本

脳過敏症候群

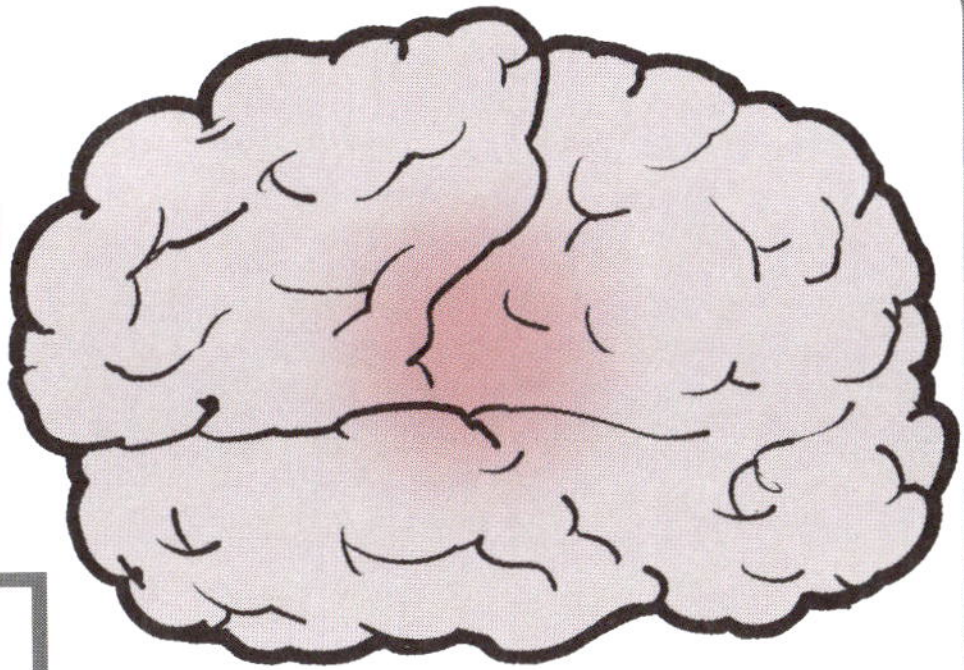

脳の興奮が全体的に高まっている。

- 抗てんかん薬
- 抗うつ薬・SSRI

もし
本来の片頭痛が出現
したら

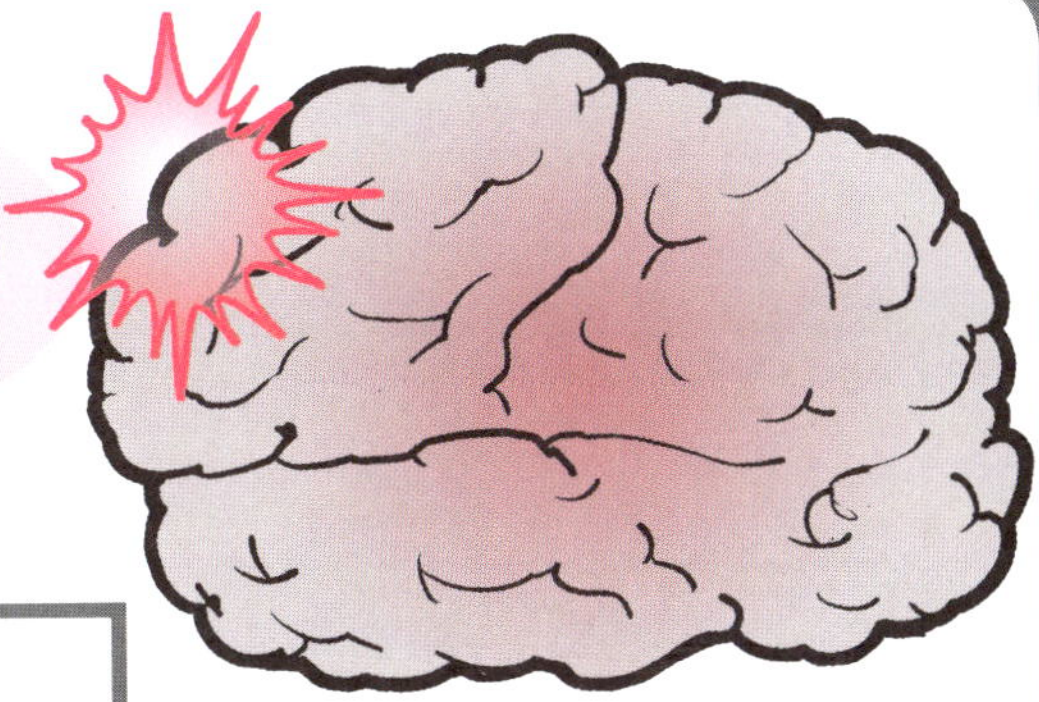

脳の興奮が鎮まってくると、一時的に本来の頭痛発作が出ることもあるが、後戻りすることはない。

- トリプタン製剤
(80 ～ 81 ページ)

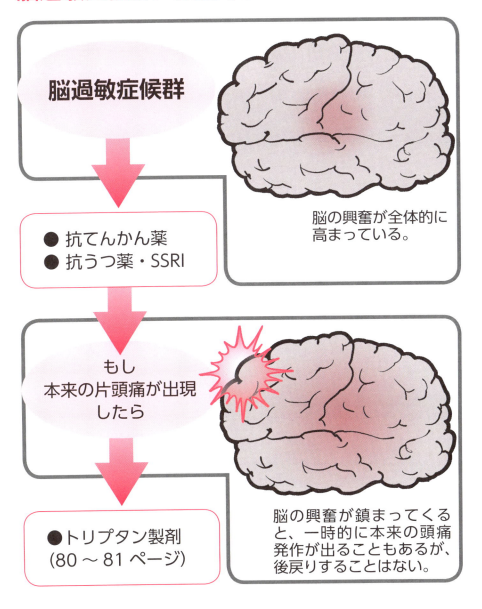

抗てんかん薬

脳の神経細胞の興奮を鎮めるはたらきがあります。眠気、ふらつき、吐き気などの副作用が出ることがあります。

成分名（おもな製品名）
バルプロ酸ナトリウム（デパケン、セレニカ）
カルバマゼピン（テグレトール）
クロナゼパム（リボトリール）
トピラマート（トピナ）など

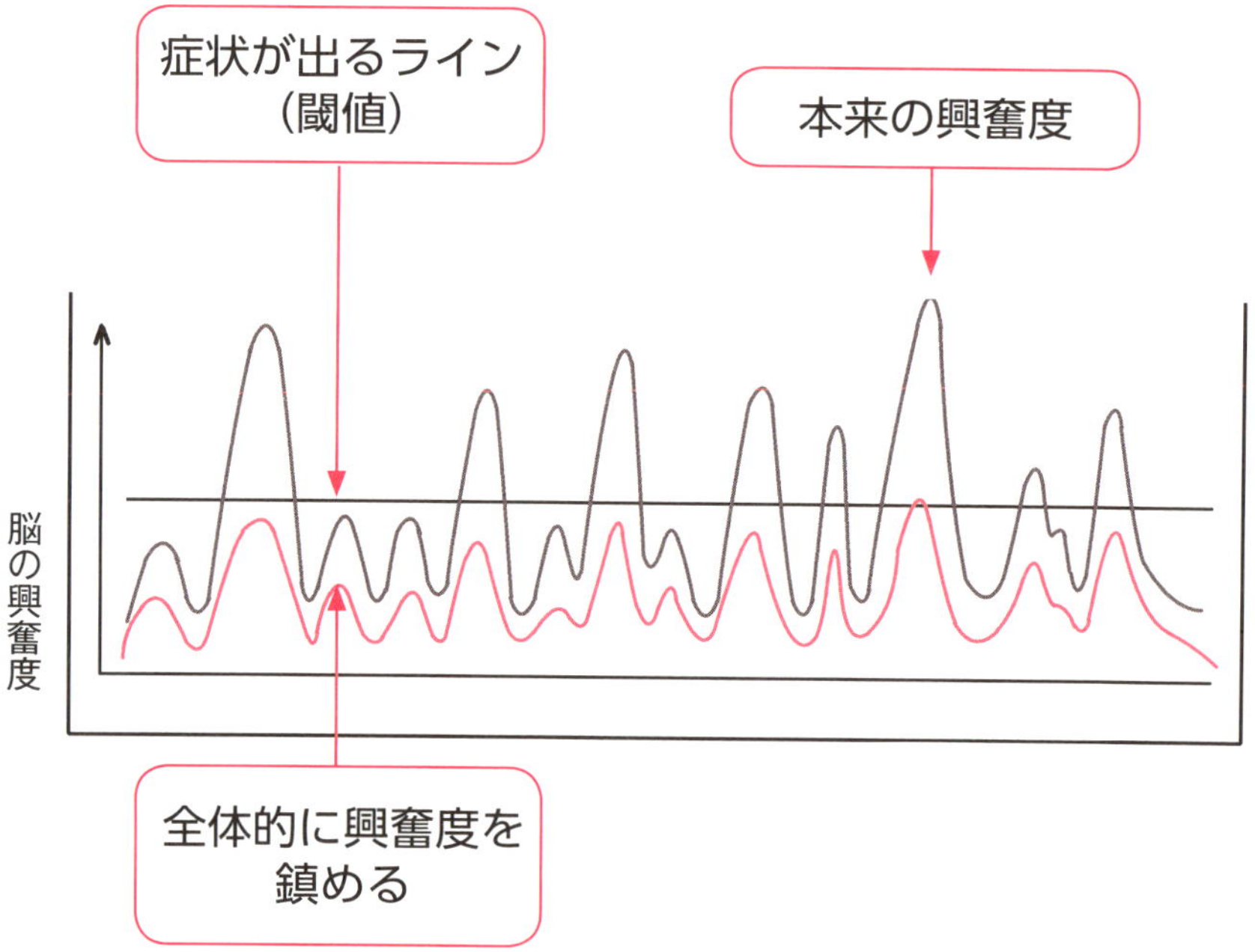

抗うつ薬・SSRI

脳内の神経伝達物質の量を調節するはたらきがあり、これを超えたら症状が出るというライン（閾値《いきち》）を引き上げます。SSRIは、神経伝達物質の中でもセロトニンだけに作用する薬。胃の不快感などの副作用が出る場合もあります。

成分名（おもな商品名）
アミトリプチリン塩酸塩（トリプタノール）
パロキセチン塩酸塩水和物（パキシル）
塩酸セルトラリン（ジェイゾロフト）など

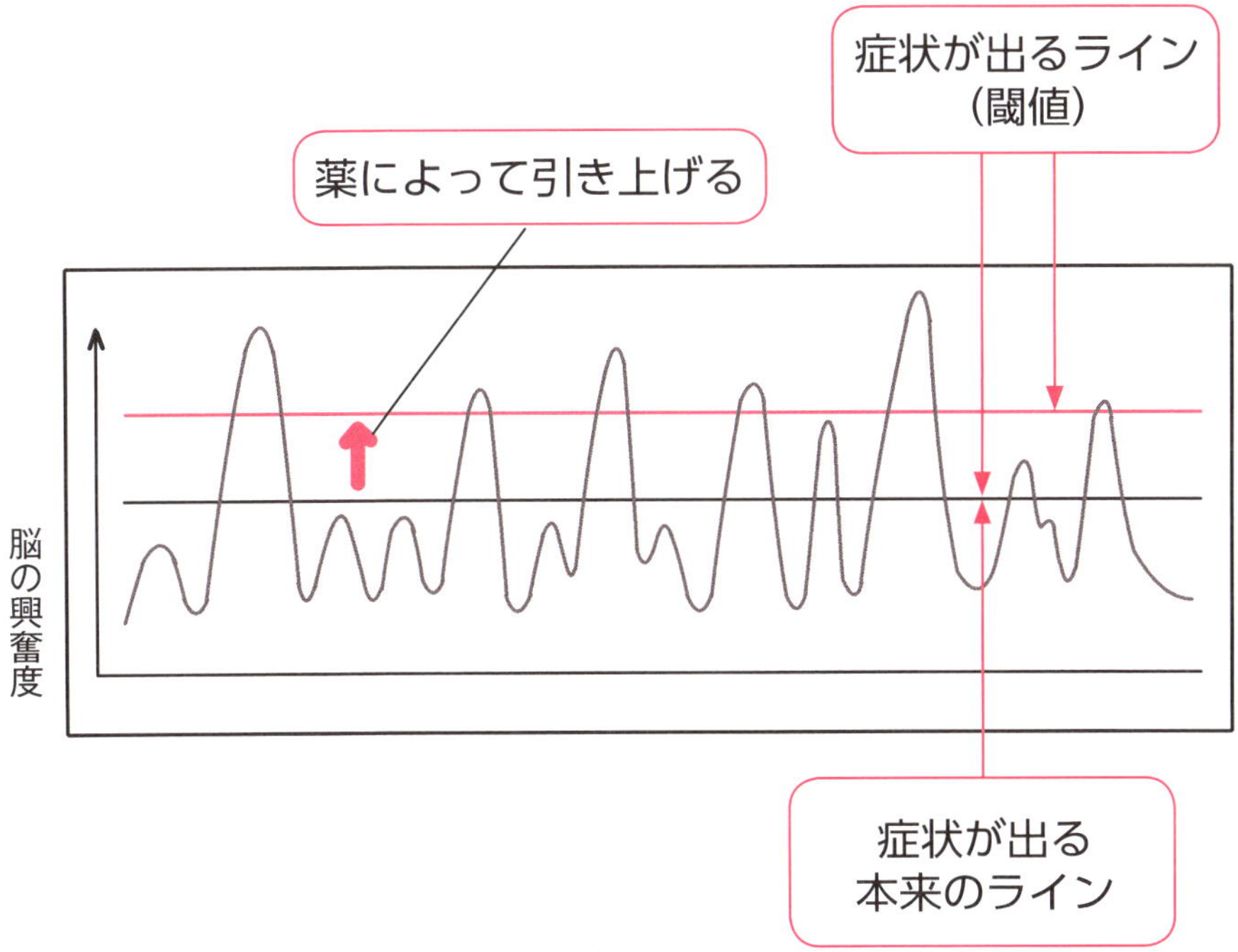

市販薬の大半は一時しのぎ、飲まずにがまんはさらに問題です

慢性頭痛に悩んでいても、医療機関の受診をためらい、市販の頭痛薬で対処しているという人も多いでしょう。月に1～2回程度でおさまっていれば問題ありませんが、月に10回以上の服用は要注意です。市販薬の大半を占める鎮痛薬は、痛みを抑えるだけで、あくまでも一時しのぎの対応にすぎません。

また、「すぐ治るからがまんする」「よく効く薬は副作用が強そう」などと心配し、適切な薬物療法を受けていない人が目立ちます。この「薬を飲まずにがまん」という対応は、さらに問題です。発作のたびに起きている脳の興奮はなかなか治まらず、脳過敏症候群へと移行する危険性が大きいのです。このような誤解を正して、まずは、いまある頭痛を放置せず、適切な薬を用いて改善していくことが必要です。

薬物治療では、患者さんの症状やライフスタイル、それぞれの薬の特徴や服薬の利便性を考慮しながら処方しています。医師と相談しながら、自分にいちばん適した薬を使っていきましょう。

頭痛治療に用いられるおもな薬

市販薬

頭痛薬として市販されている薬。すべてに、解熱、鎮痛成分が含まれていますが、それだけでは対応できない場合もあります。

病院で処方される薬

病院では鎮痛薬以外にも、さまざまな種類の薬が用いられます。

鎮痛薬

痛みが伝わる経路を遮断して、痛みの発生を防ぎます。発作直前か、ごく初期に服用する薬です。

トリプタン製剤

片頭痛や群発頭痛の際に、脳の過敏な反応を抑制する薬。痛みが強くなってから服用しても、ある程度痛みを緩和するほか、光や音過敏、吐き気などの症状の抑制にも期待ができます。

エルゴタミン製剤

血管を収縮させることで、片頭痛や群発頭痛の痛みを緩和させます。全身の動脈を収縮させるため、長期、多量の服用には注意が必要です。また、吐き気の副作用がでることもあります。

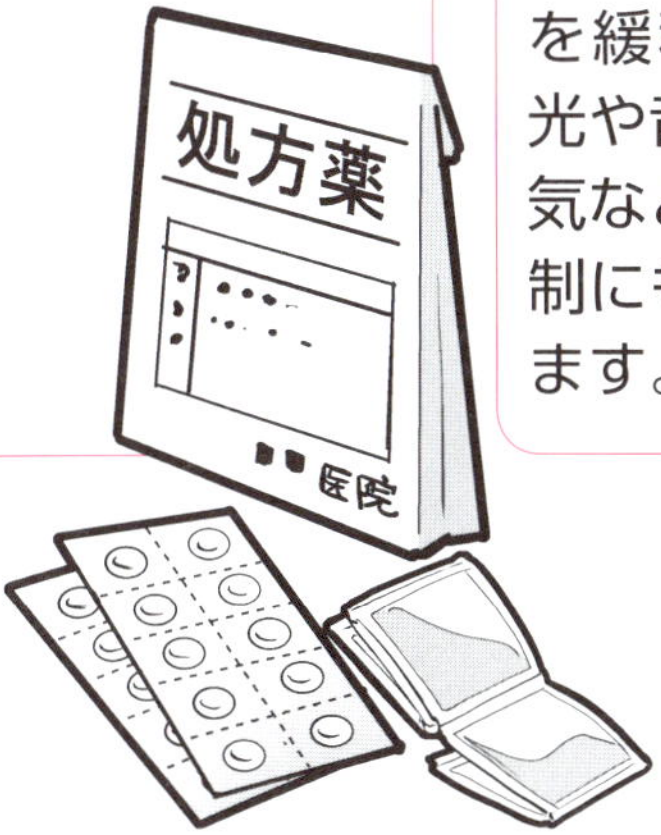

痛みだけでなく脳の興奮を根本から正すトリプタン製剤を使う

現在、片頭痛の発作時に欠かせない薬が、トリプタン製剤です。

この薬は、2000年に承認されて以来、鎮痛薬やエルゴタミン製剤に代わり、片頭痛の根本的な治療薬の座を占めるようになりました。痛みだけでなく、脳の興奮を抑える特異的治療薬です。

痛みはじめたら、まずは1錠服用。それで十分な効果が得られなければ、2時間以上間隔をあけて、もう1錠服用します。これで多くの場合、痛みが軽減されます。

ただし、服薬のタイミングには注意が必要です。脳の興奮による片頭痛は、生あくび、肩こり、光・音・においに過敏になる、吐き気がするなどの予兆症状や、閃輝暗点《せんきあんてん》の前兆があります。このタイミングに服用します。

トリプタン製剤は、市販薬と比べると価格が高く、3割負担で1錠あたり200〜300円ほど。しかし、発作のたびにトリプタン製剤で脳の興奮をきちんと取り去れば、将来、脳過敏症候群への移行が防げます。そうなれば、十分もとはとれるでしょう。

トリプタン製剤の種類

●効き目が速いタイプ

成分名	おもな商品名	特徴
スマトリプタン	イミグラン錠	注射薬10分、 点鼻薬15分、 内服薬１時間以内で 効果があらわれる
ゾルミトリプタン	ゾーミッグ錠	効果が強く 口に入れると 唾液でサッと溶ける 口腔内速溶錠がある
エレトリプタン	レルパックス錠	副作用が少なく、 作用時間はやや長め
リザトリプタン	マクサルト	立ちあがりが早く、 吐き気などがあって も服用可能な口腔内 崩壊錠がある

●効き目が長いタイプ

成分名	おもな商品名	特徴
ナラトリプタン	アマージ錠	立ちあがりが遅いが、 作用時間が長く、 その日は 再発しにくい

発作回数を減らすために予防薬を組み合わせる

片頭痛の治療はトリプタン製剤の服用を中心に進めていきます。ただ、発作が頻繁に起きる人や、発作のたびに寝込んでしまう人などは、トリプタン製剤だけで対応しようとすると、薬の量が増えてしまいます。この事態を防ぐためには、予防薬の服用が有効です。発作の頻度や程度によって、痛みだしたときにその都度使う頓服薬《とんぷくやく》だけでなく、症状がないときにも予防薬を服用し、発作そのものを防ぐことを考えます。つまり、予防薬と頓服薬を併用するわけです。こうすれば、どんなに重症の片頭痛でも、徐々に改善させることが可能です。

●予防薬の使用を考えたほうがよいケース

□片頭痛の発作が、月に4回以上ある
□発作の頻度がひどく、日常生活に支障をきたす
□発作回数にかかわらず、痛みに対する不安感や恐怖感がある

片頭痛発作のごく初期にあらわれる肩こりは、服薬のタイミングの目安！

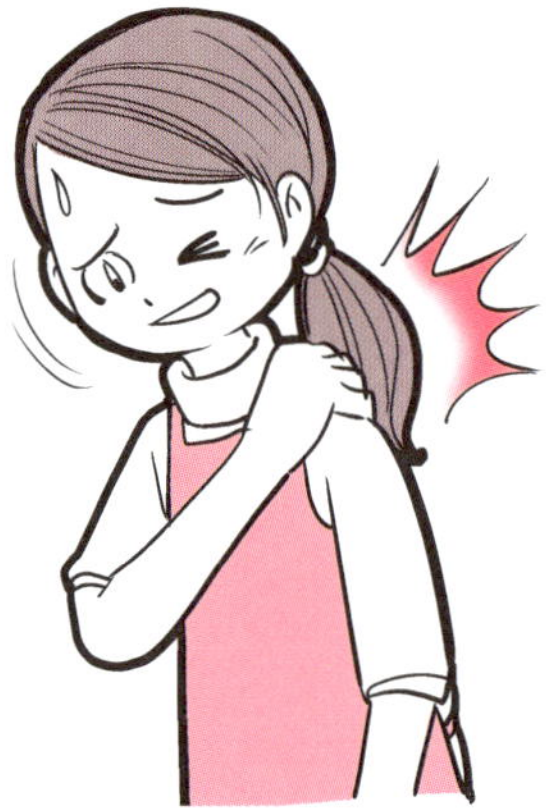

予防薬として使われるおもな薬

種類	成分名	おもな商品名	特徴
β遮断薬	プロプラノロール塩酸塩	インデラル錠	降圧薬として用いられることも
カルシウム拮抗薬	ロメリジン塩酸塩（※）	ミグシス錠	片頭痛発作の初期に起こる痛みに
	ベラパルミ塩酸塩	ワソラン	群発頭痛に
ARB	カンデサルタン	ブロプレス錠	降圧剤
	オルメサルタン	オルメテック錠	
抗うつ薬	イミプラミン塩酸塩	トフラニール錠	セロトニン量の異常な変動を抑制
	アミトリプチリン塩酸塩（※）	トリプタノール錠	
	塩酸セルトラリン	ジェイゾロフト錠	
	パロキセチン塩酸塩水和物	パキシル錠	
抗セロトニン薬	メシル酸ジメトチアジン	ミグリステン錠	セロトニンのはたらきを抑え、脳血管の収縮を抑制
	シプロヘプタジン塩酸塩水和物	ペリアクチン錠	
抗てんかん薬	バルプロ酸ナトリウム（※）	デパケン錠	脳の神経細胞の興奮を抑制
副腎皮質ホルモン薬	プレドニゾロン	プレドニン	三叉神経の炎症を抑える
抗ウイルス薬	バラシクロビン塩酸塩	バルトレックス	帯状疱疹ウイルスの関与が疑われる場合

※印は片頭痛の予防薬として保険適用が認められている

発作パターンを見極めて予防 痛みだしたら即効性のある薬を！

群発頭痛は、非常に特徴的な症状を持っているのですが、三叉神経痛《さんさしんけいつう》あるいは重度の片頭痛と誤診されているケースが少なくありません。群発頭痛では特異的な対処が重要であるため、診断が違っていれば、まったく効果がないのです。

群発頭痛による激しい痛みに対しては、トリプタン製剤が有効です。同時に発作パターンを見極めて、適切な予防薬（83ページ）を使うことで、発作の頻度を減らしていきます。

春先や秋口、年末年始など、「そろそろ群発期に入るか」と思われる数日前から予防薬を飲みはじめ、発作に備えるようにします。また、発作が起きやすい時間帯に薬の効果が最大になるよう服用時間を調整し、発作の痛みの調整をします。

しかし、予防薬を使っていても、発作が起きることはあります。その場合、トリプタン製剤の中でも、とくに即効性があるスマトリプタン（商品名：イミグラン）の点鼻薬を使ったり、自己注射したりすることで、激しい痛みをやわらげることが可能です。

痛みだしたら即効性のある薬を使う

スマトリプタンの点鼻薬

内服薬に比べて即効性のある点鼻薬は、多くの場合、15分ほどで効果があらわれてきます。

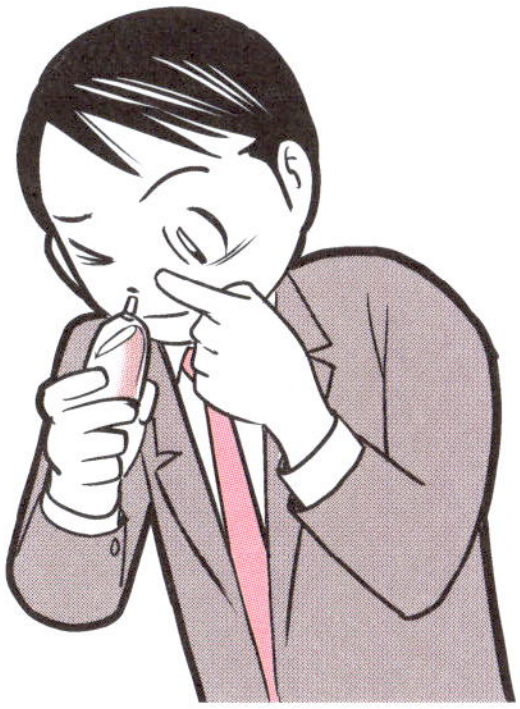

● 1日2回まで、2時間以上間隔をあけて使用。

スマトリプタンの自己注射

ペン型の自己注射器に薬剤入りのカートリッジを装着し、太ももか上腕に針を刺して薬を注入します。即効性が高く、注射後10分ほどで痛みがやわらいできます。

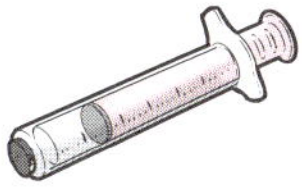

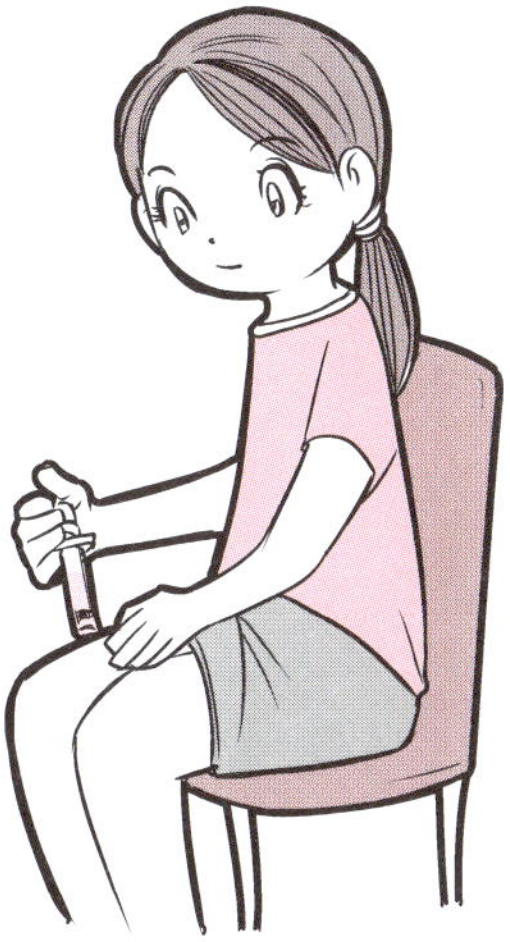

● 1日2回まで、1時間以上間隔をあけて使用。

筋弛緩薬や抗うつ薬などで、血行をよくして痛みをやわらげる

緊張型頭痛の治療では、トリプタン製剤は使用しません。片頭痛や群発頭痛が併発していないかぎり、血行を改善することがなにより大切です。

そもそも緊張型頭痛は、筋肉の緊張によって血管が収縮し、血液の流れが滞るために引き起こされています。

そこで、痛みを緩和させるための鎮痛薬を用いるほか、筋肉の過剰な緊張をゆるめる筋弛緩薬や抗不安薬が用いられます。

また、抗うつ薬を使って、痛みの閾値《いきち》（＊）をアップさせ、痛みへの過敏さをやわらげることもあります。抗うつ薬は、片頭痛の予防薬として用いられることもあり、緊張型頭痛と片頭痛を合併している際には最適です。

日ごろから、首や肩、背中が張ってきたと感じた段階で、体を動かして、筋肉の緊張を解きほぐしておき、頭痛に至らせないようにしましょう。片頭痛が本格化する前なら、こりをほぐすストレッチ体操は有効です。

＊**閾値**：55ページ参照

緊張型頭痛の治療に用いられる薬

種類	成分名	おもな商品名
筋弛緩薬	エペリゾン塩酸塩	ミオナール
	チザニジン塩酸塩	テルネリン
消炎鎮痛剤	アセトアミノフェン	ピリナジン、カロナール
	メフェナム酸	ポンタール
	ロキソプロフェンナトリウム	ロキソニン
抗うつ薬	アミトリプチリン塩酸塩	トリプタノール
	タンドスプロンクエン酸塩	セディール
	フルボキサミンマレイン酸塩	デプロメール、ルボックス
	パロキセチン塩酸塩水和物	パキシル
	塩酸セルトラリン	ジェイゾロフト
抗不安薬	エチゾラム	デパス
	ジアゼパム	セルシン、ホリゾン

ひどくなる前に
ストレッチを！

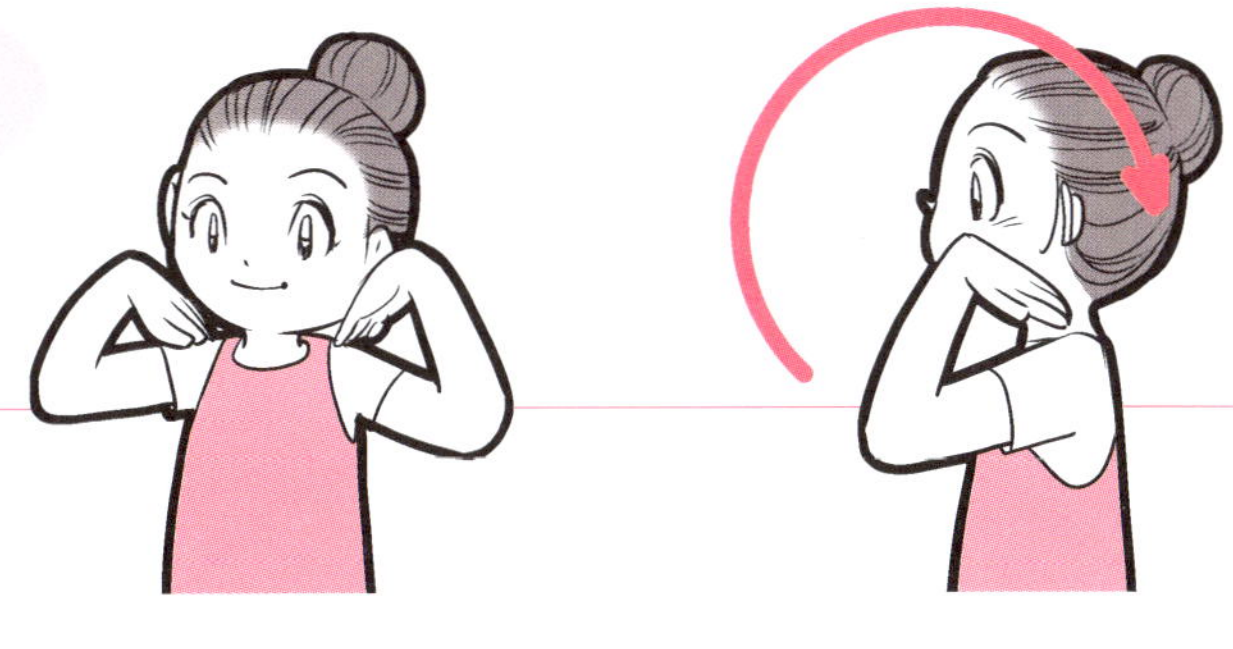

入院してでも原因となる薬をやめる

頭痛薬を常用している場合、その薬そのものが頭痛をまねく原因になっていることもあります。市販の鎮痛薬の一部やエルゴタミン製剤には、「無水カフェイン」という成分が添加されています。カフェインには、中枢神経を刺激するとともに、水分を体外に出して血管のむくみをとり片頭痛を抑える効果があるためです。一方、カフェインをとり続けると、依存症に陥ることもあります。それが、薬の常用を後押しする危険性もあります。また、トリプタン製剤でも、常時、月10日以上の使用を繰り返していると、薬剤の使用過多による頭痛に陥る危険性もあります。

薬剤の使用過多による頭痛の治療は、原因となっている薬の使用をやめ、依存性のない予防薬を中心に切り替えるのが基本です。薬の常用で隠れていた本来の頭痛症状が出てきたら、頭痛のタイプに合わせた治療に切り替えます。

依存症に陥ると、自分の意志でやめることは難しいものです。その場合には、入院治療も考えます。医師に相談し、継続可能な方法で治療を進めていきましょう。

薬の飲みすぎを正していくステップ

常用している薬をやめて予防薬を中心に

↓

もとの頭痛があらわれてくる

↓

頭痛のタイプに合わせて治療

↓

頭痛が減っていく！

１～２週間入院して、精神安定剤や抗不安薬などの点滴治療を受けながら、こびりついた脳の興奮をとりのぞき、乗り越える方法もある。

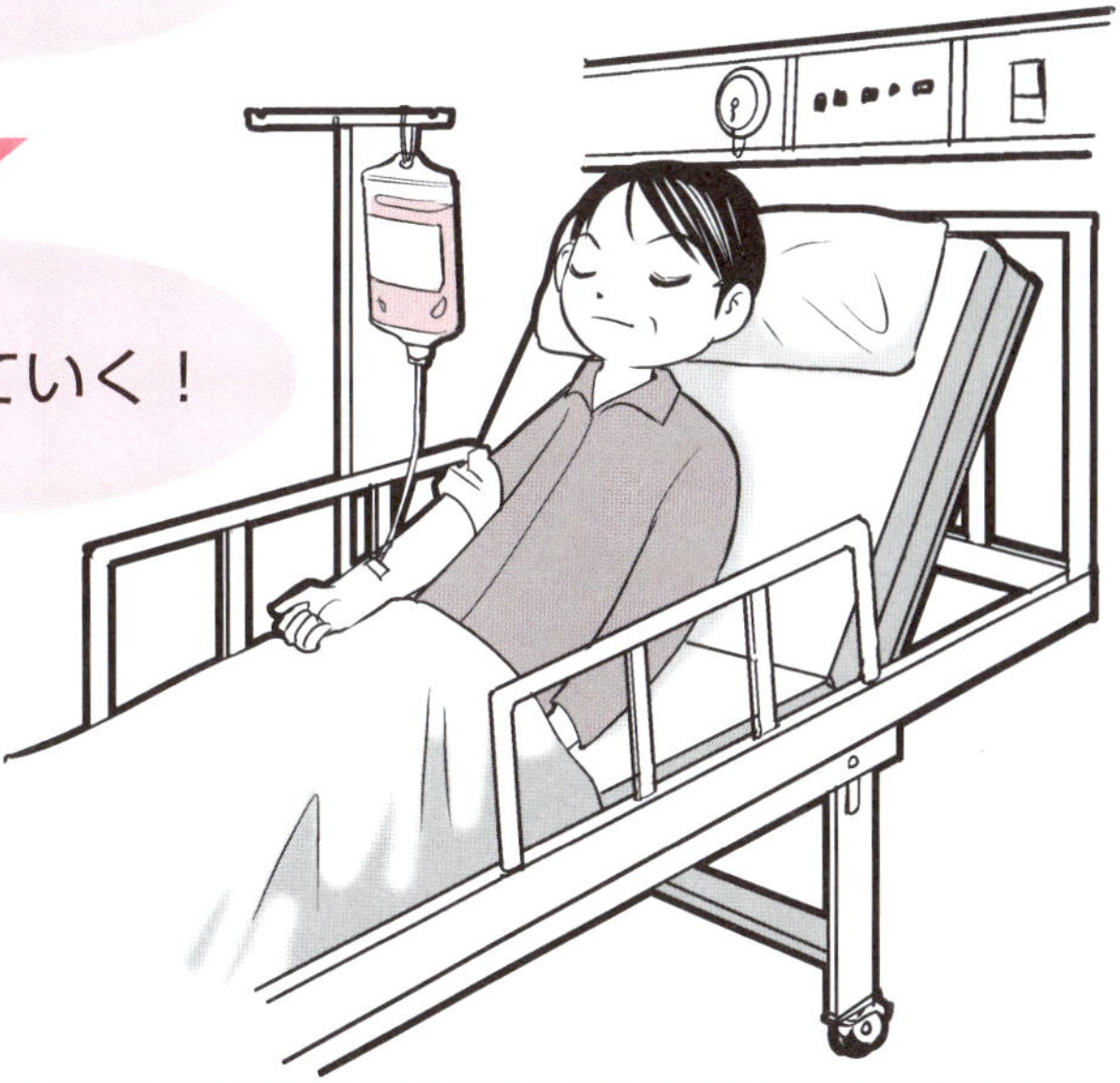

市販薬は単一成分の鎮痛薬を月10回まで

市販薬の常用多用は、「薬剤の使用過多による頭痛」に陥るもとです。とはいえ、受診する時間がなく、「月に１～２回程度、頭が痛くなる」という頭痛であれば、市販薬でも対応も可能です。

薬はいずれも、空腹時の服用を避け、決められた用法と用量をきちんと守りましょう。服用回数が月に10回以上を超えるようなら、医師に相談するのがよいでしょう。

●おもな市販薬（商品名：成分名）

商品名	成分名
アスピリン、バファリンA	アスピリン（アセチルサリチル酸）
ナロンエース、新セデス錠	エテンザミド
バファリンルナ	イブプロフェン
サリドンA、セデス・ハイ	イソプロピルアンチピリン
ロキソニン	ロキソプロフェン

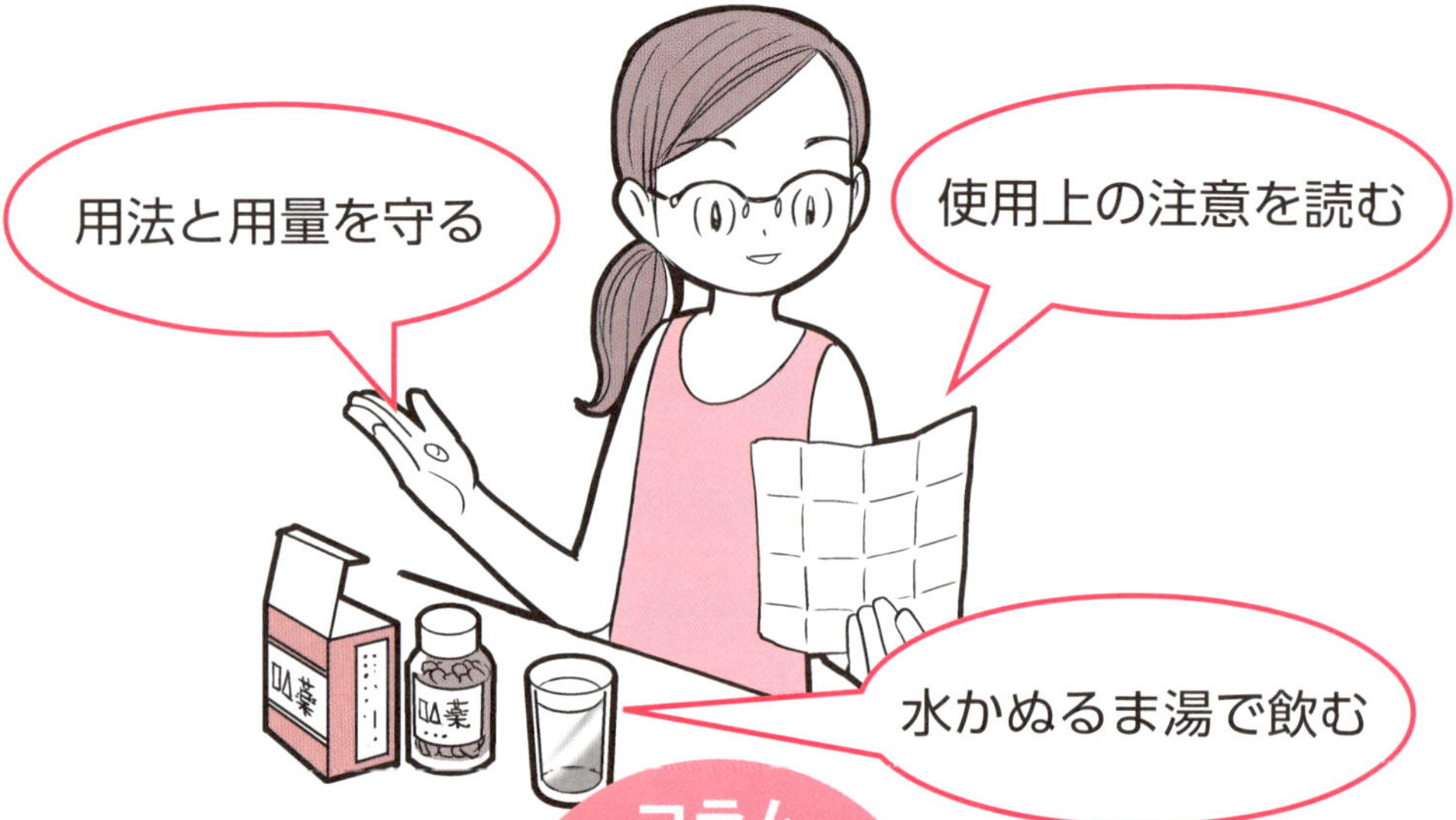
用法と用量を守る
使用上の注意を読む
水かぬるま湯で飲む

コラム 1

第3章

今すぐできる！ 脳が原因で起こる 頭痛軽減習慣術

生活スタイル、乗りもの、食事、嗜好品……などに注意することで、
脳が原因で起こる頭痛を抑えたり、症状を軽減させることができます。
それらを実践して快適な日常生活を送りましょう。

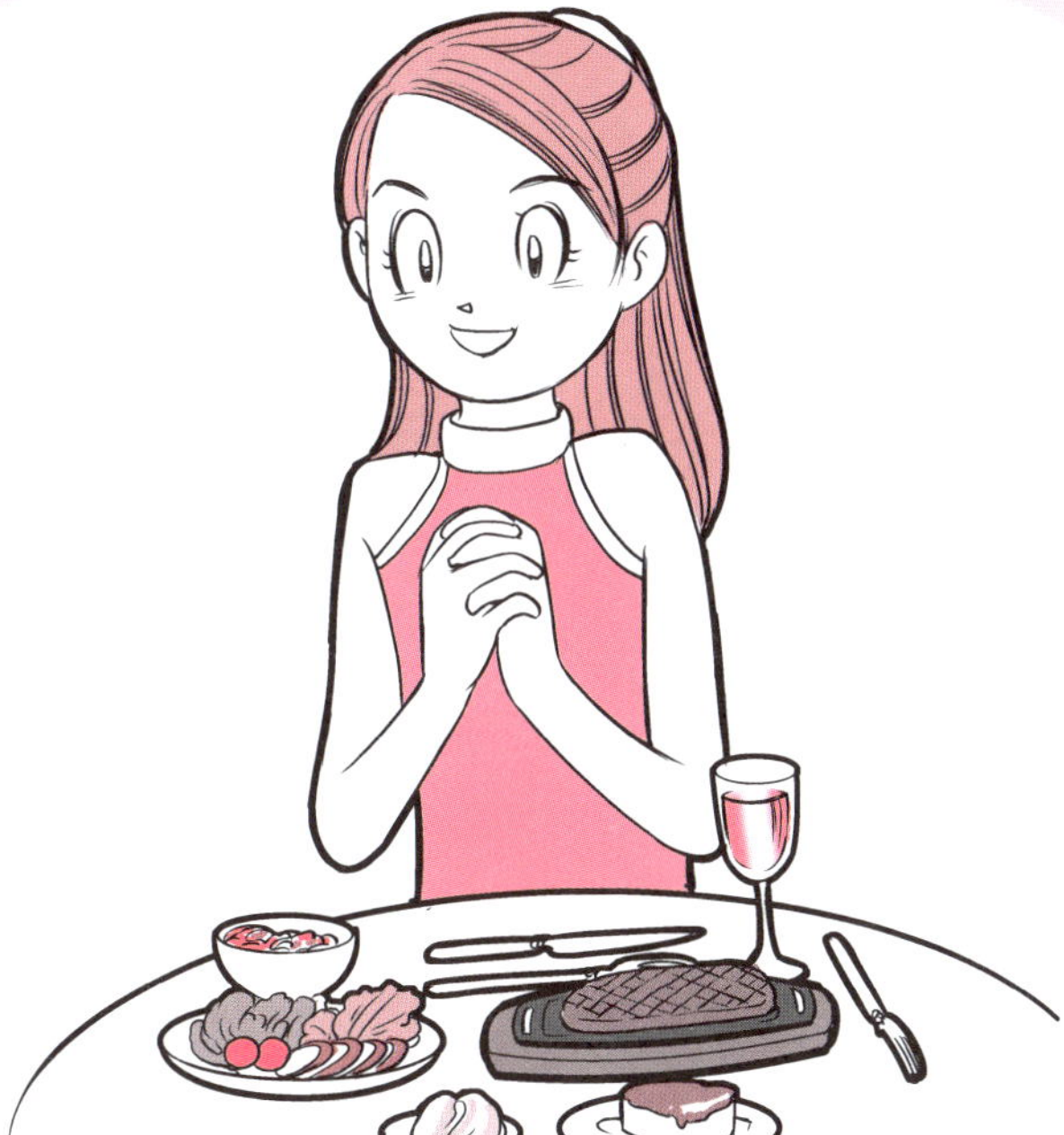

視覚、聴覚をつかさどる器官や神経、脳にはめまい、耳鳴りの原因が潜んでいる

慢性頭痛に悩まされている患者さんは、めまい、耳鳴りの不快症状が伴うケースが多いのは前述のとおりです。あらためて、めまい、耳鳴りと脳の関係について説明しましょう。

音の情報や体のバランスに関する情報は、耳でキャッチされます。その情報は、内耳神経から脳幹を通り、小脳や大脳の側頭葉へと伝わります。脳幹は呼吸や血流、体温調節などをつかさどる器官で、小脳は体の平衡感覚や運動をコントロールしています。脳幹や小脳になんらかの障害が起きると体のバランスが崩れ、めまいが起こるのです。また、首の後ろにある2本の椎骨動脈は1本の脳底動脈となり、脳幹や小脳に酸素や栄養を送っています。この動脈に血流障害が生じると、めまい、耳鳴りの原因となります。

大脳の側頭葉に異常が起きると、音の中枢である「聴覚野」がその情報を認識し、めまい、耳鳴りが生じやすくなります。脳には12対の脳神経がありますが、これらの神経が興奮すると小脳や視覚野に影響を及ぼして、めまい、耳鳴りの原因につながります。

脳が原因で起こるめまい、耳鳴りのしくみ

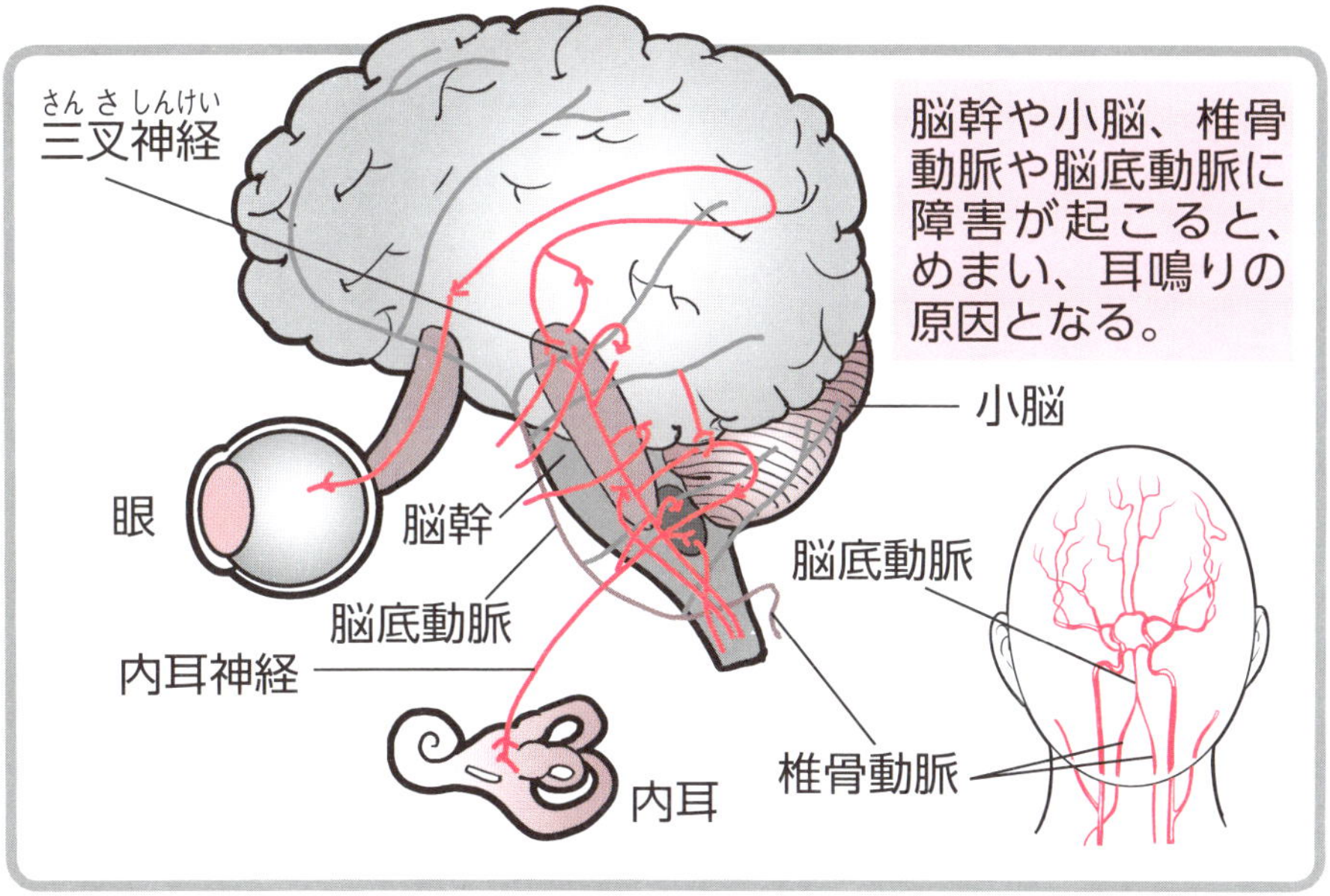

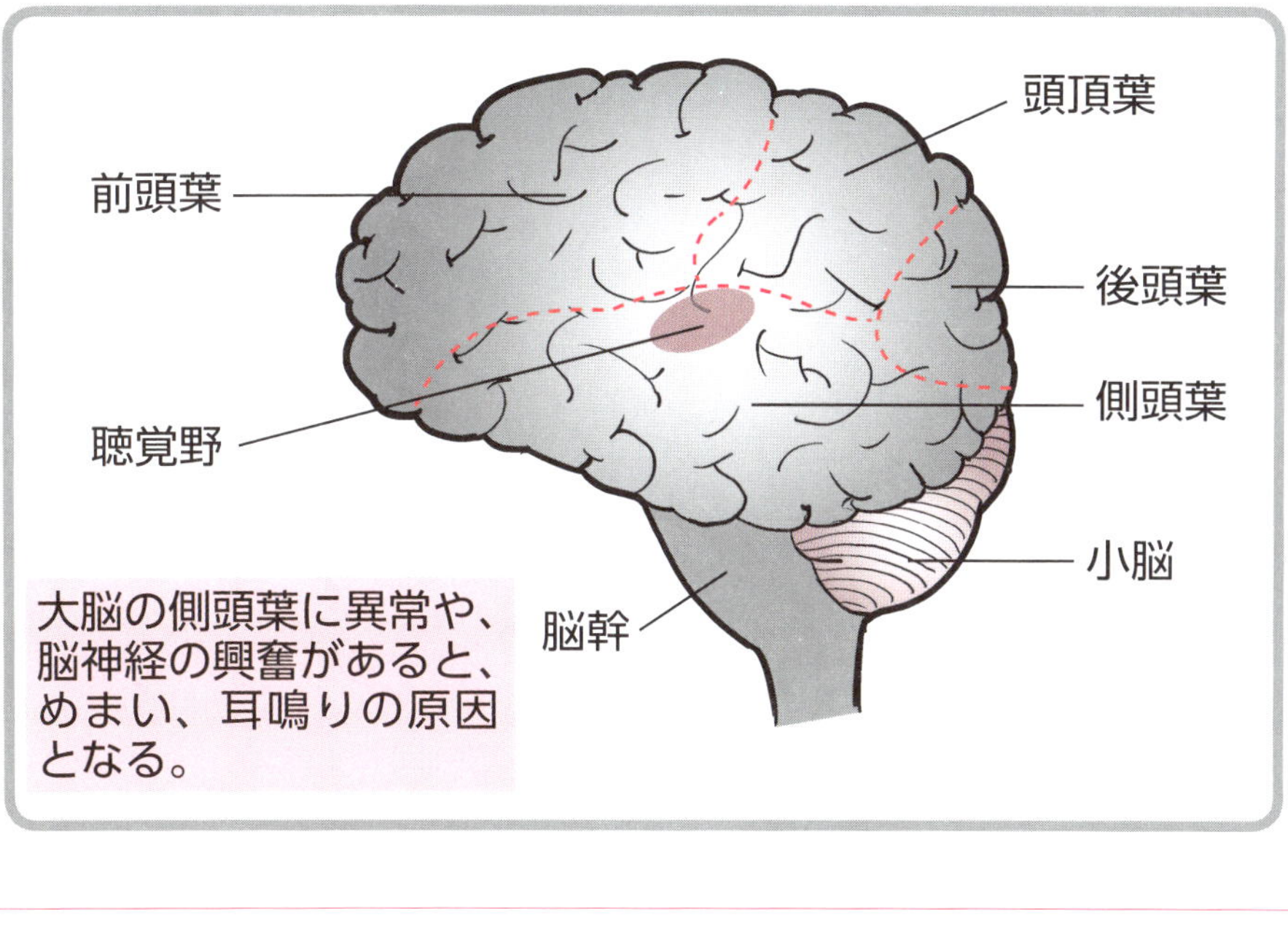

前兆をつかんで早めに対処すれば、痛みを軽くすることができる

片頭痛や緊張型頭痛は、いきなり激しい痛みが襲ってくるわけではありません。その前に、「いつもと違う」「なんとなく痛い」といった変化が必ずあります。

このような予兆症状や痛みの初期段階での対処によって、そのあとの経過は大きく変わってきます。

発作時の頓服薬は、痛みが本格化しないうちに服用するのが原則です。トリプタン製剤も、発作がはじまって30分以内に服用するのが効果的です。

発作前に起こりやすい症状

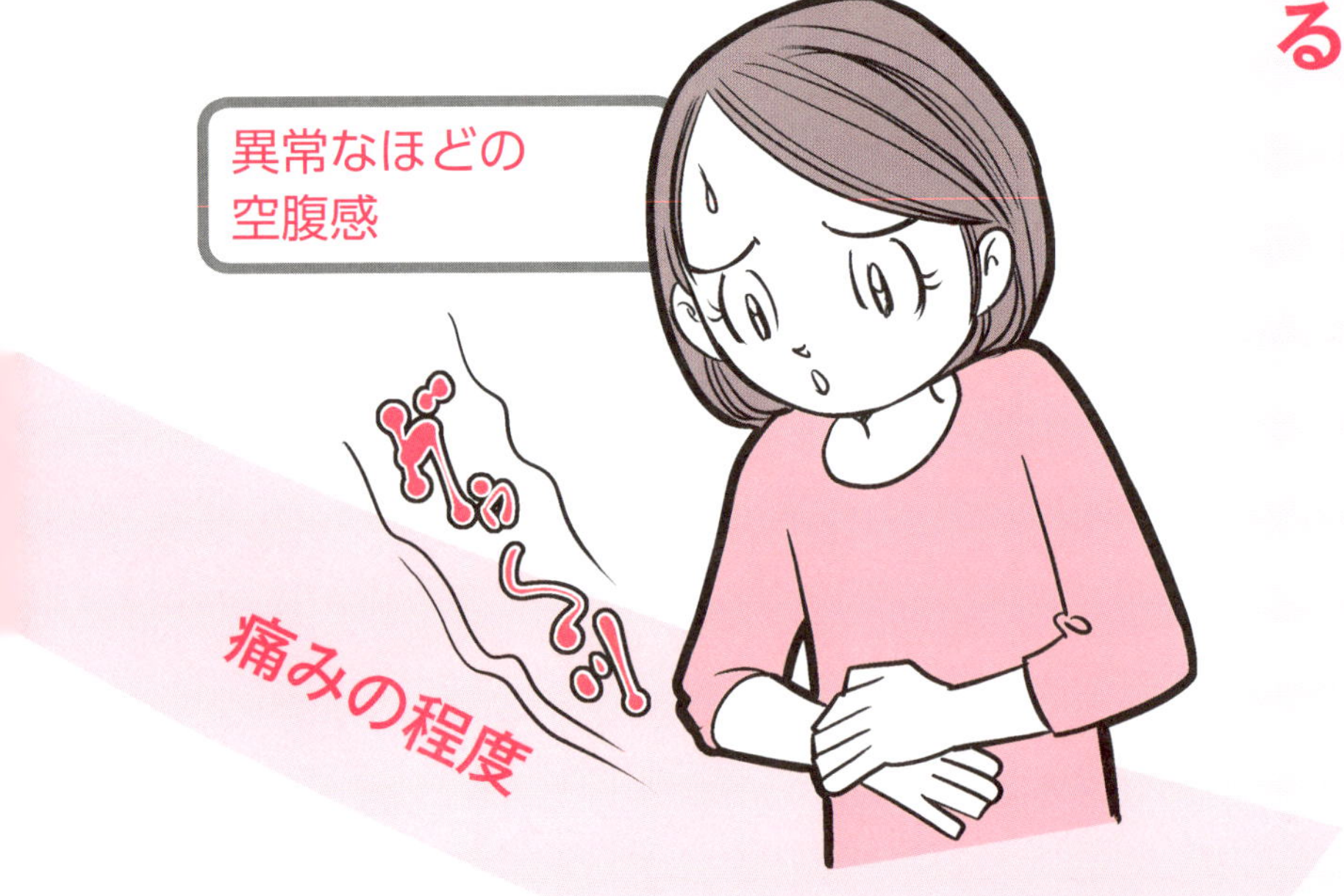

服薬しないと痛みがひどくなる

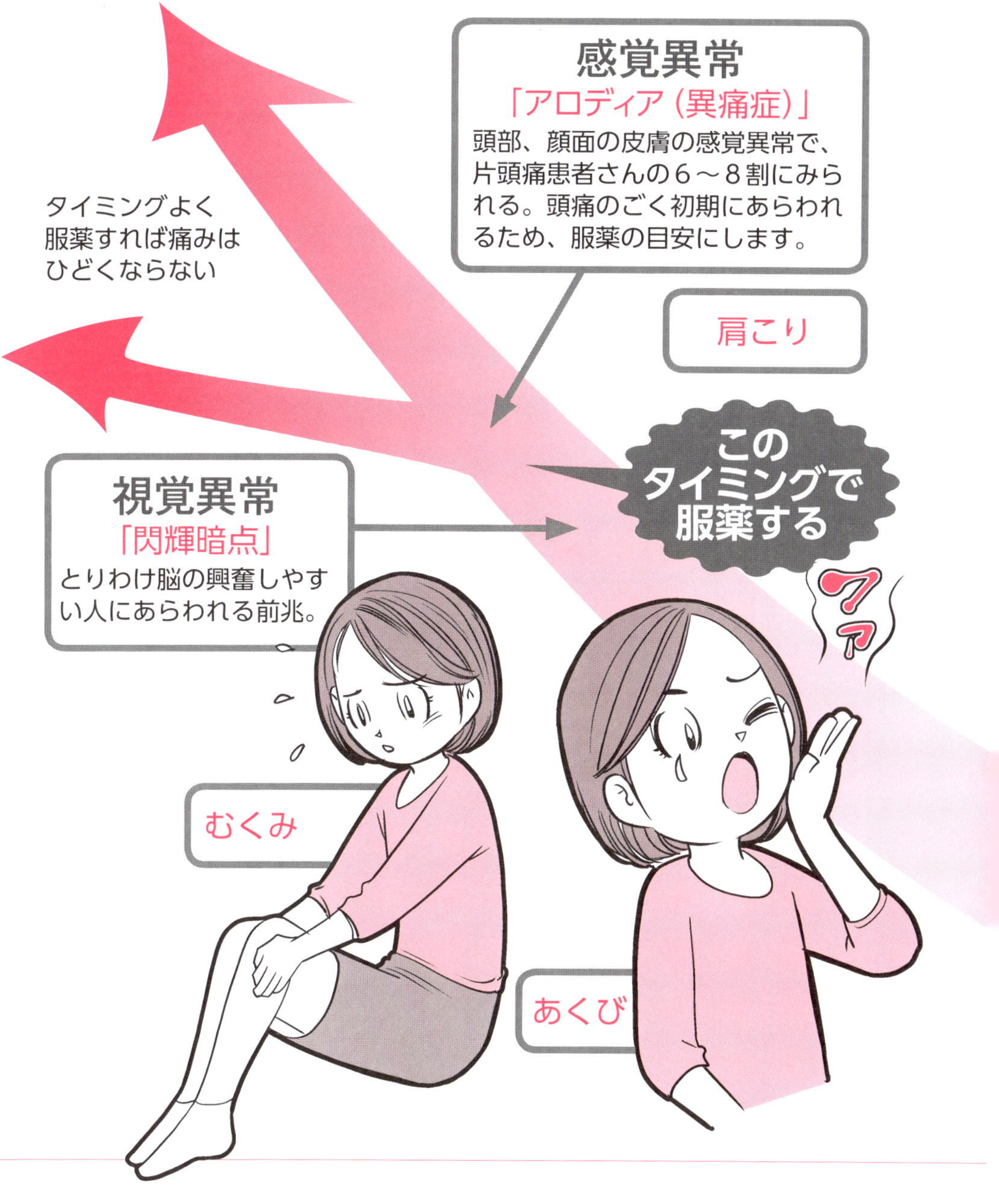

タイミングよく服薬すれば痛みはひどくならない
感覚異常
「アロディア（異痛症）」
頭部、顔面の皮膚の感覚異常で、片頭痛患者さんの6～8割にみられる。頭痛のごく初期にあらわれるため、服薬の目安にします。
肩こり
このタイミングで服薬する
視覚異常
「閃輝暗点」
とりわけ脳の興奮しやすい人にあらわれる前兆。
ファ
むくみ
あくび

動くか、静かにしているか、頭痛のタイプで対処法は変わる

頭痛が起きたとき、薬の服用のほかにも心がけたいことがあります。それは、片頭痛、緊張型頭痛、群発頭痛という、頭痛のタイプに適した対処法を知っておくことです。

じつは、頭痛のタイプによって、対処法は変わってきます。よかれと思ってやっていることが、かえって痛みを強めてしまうこともあるのです。したがって、自分の頭痛がどのタイプかを見分けて対処することが、痛みの緩和につながるのです。

緊張型頭痛と片頭痛が併発している場合は、痛みが本格化する前なら、首、肩、背中の筋肉の緊張をほぐしておきます。それでもズキンズキンと痛みだした場合には、片頭痛の要素が強いと考えられるため、体を動かすのはやめて安静を保ちます。

群発頭痛の発作では、即効性のある薬（トリプタン製剤〈80ページ〉）を服用したり、酸素吸入したりしなければ、何をやっても痛みは緩和されず、自然に痛みが引くまで待つしかありません。酸素が薄いと痛みを増幅するおそれがあるので、窓を開けて換気し、深呼吸を繰り返すと効果的です。

正反対の結果をもたらすことも

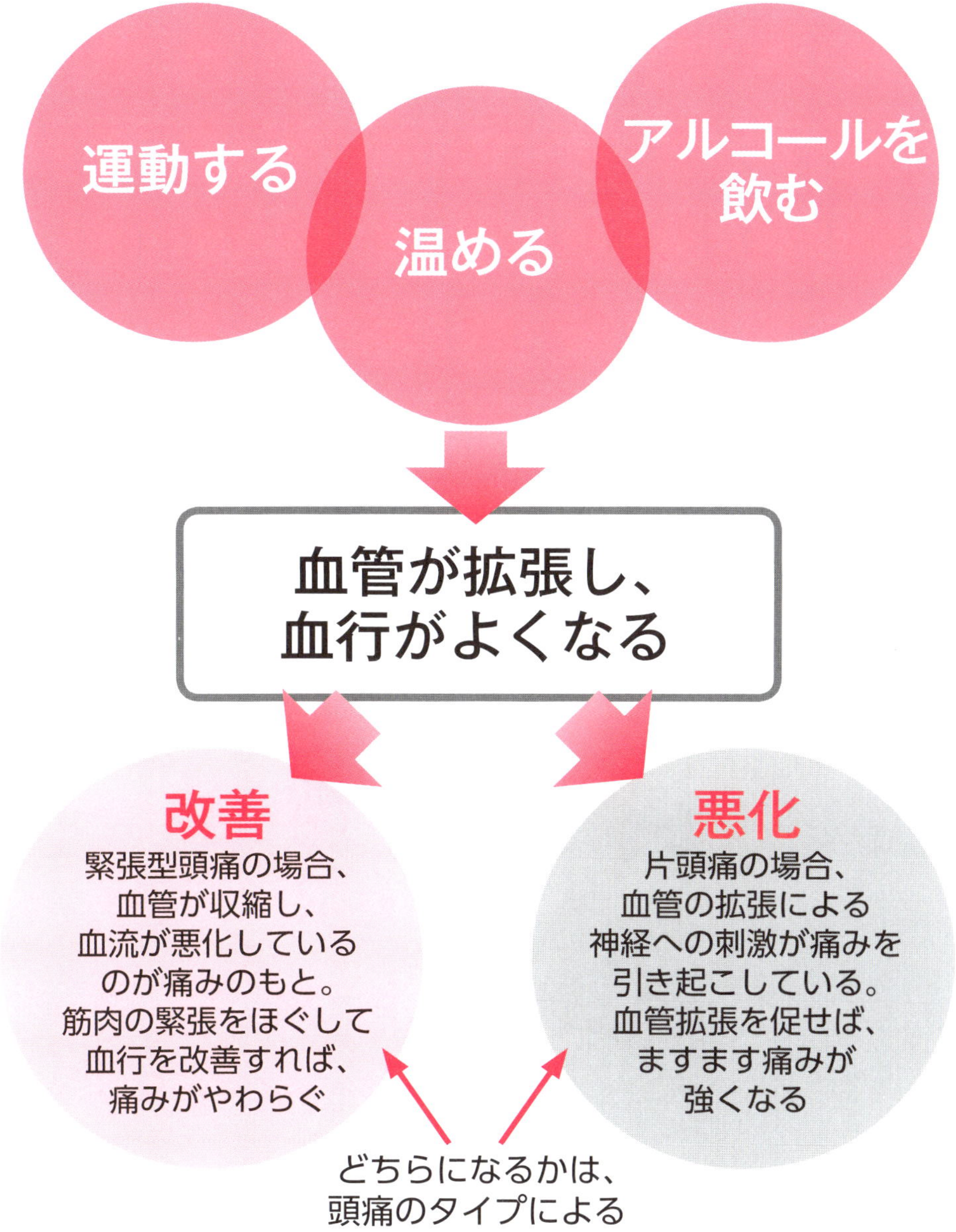
運動する
温める
アルコールを飲む
血管が拡張し、
血行がよくなる
改善
緊張型頭痛の場合、
血管が収縮し、
血流が悪化している
のが痛みのもと。
筋肉の緊張をほぐして
血行を改善すれば、
痛みがやわらぐ
悪化
片頭痛の場合、
血管の拡張による
神経への刺激が痛みを
引き起こしている。
血管拡張を促せば、
ますます痛みが
強くなる
どちらになるかは、
頭痛のタイプによる

緊張型頭痛の対策

温めて、血行をよくしてリラックス

緊張型頭痛は、血行不良を改善するのがポイント。温めるのが基本です。ストレッチ、マッサージ、ツボ押し、入浴など、自分に合った方法を生活に取り入れましょう。

ときどきストレッチ

仕事は根を詰めすぎず、ときどきストレッチで、首、肩、背中のこりをほぐす

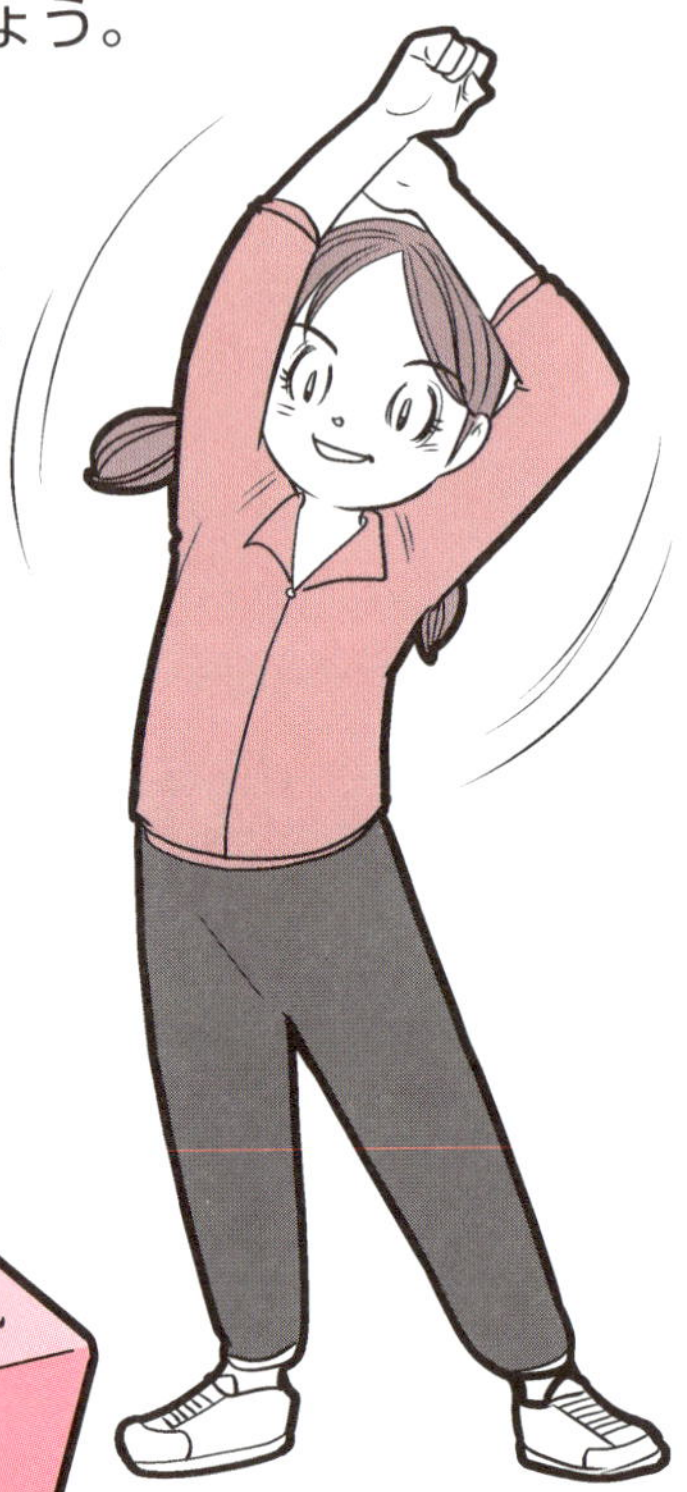

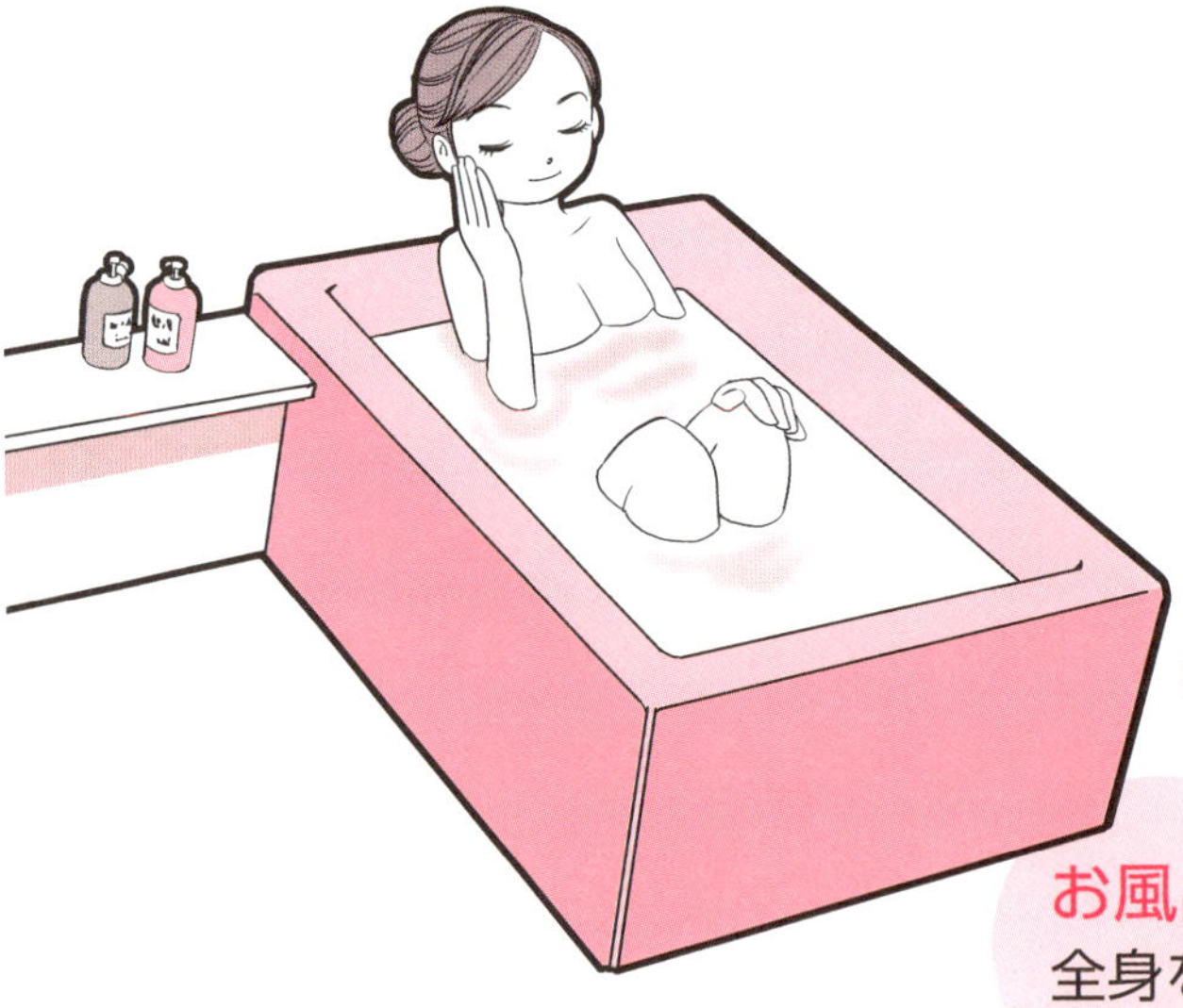

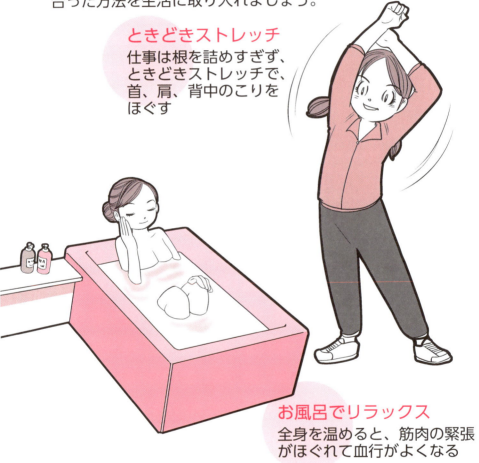

お風呂でリラックス

全身を温めると、筋肉の緊張がほぐれて血行がよくなる

片頭痛の対策
クールダウンして安静を保つ

片頭痛では、拡張した血管を収縮させて炎症を鎮めるために、クールダウンします。
入浴、マッサージ、飲酒などは悪化してしまうので注意してください。

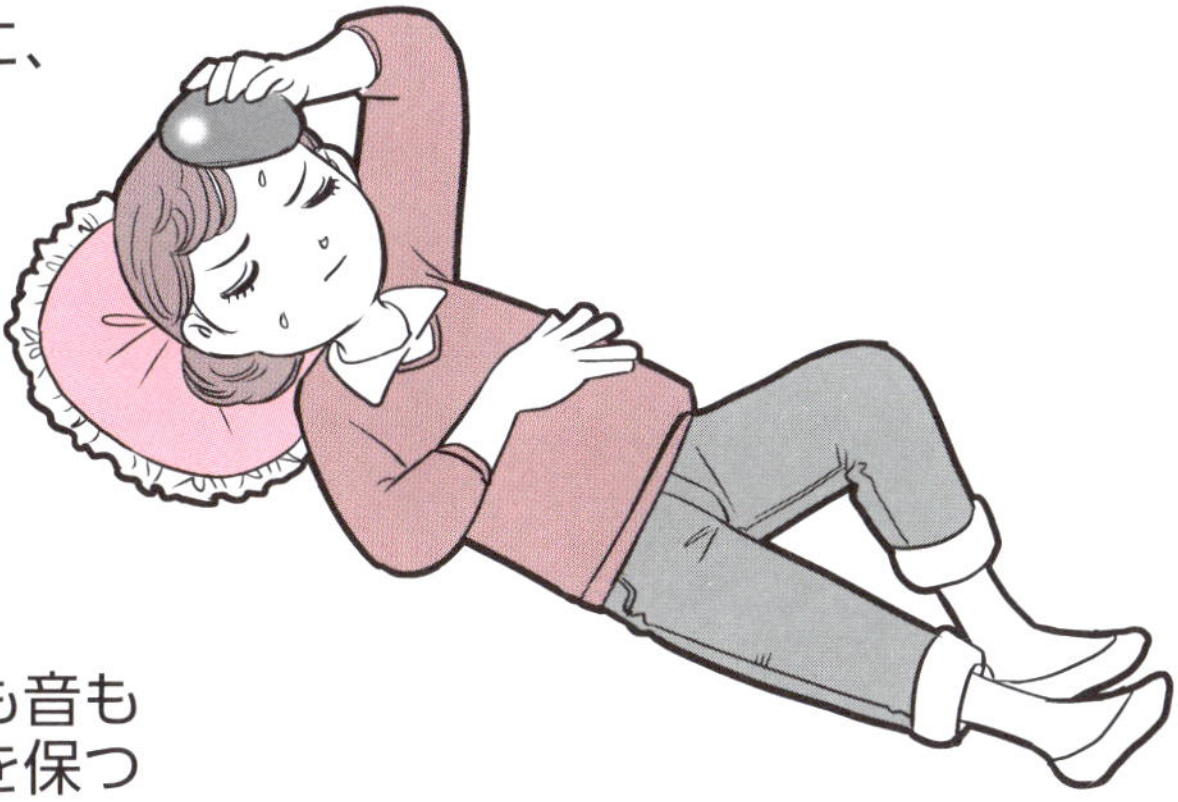

頭を冷やす、暗くする、動かない！
動きまわるのは厳禁。光も音もシャットアウトして安静を保つ

群発頭痛の対策
落ち着いて深呼吸

薬を服用したり酸素吸入したりしなければ、何をやっても痛みはやわらがず、自然に痛みが引いていくまで待つしかありません。窓を開けて換気し、深呼吸を繰り返しましょう。

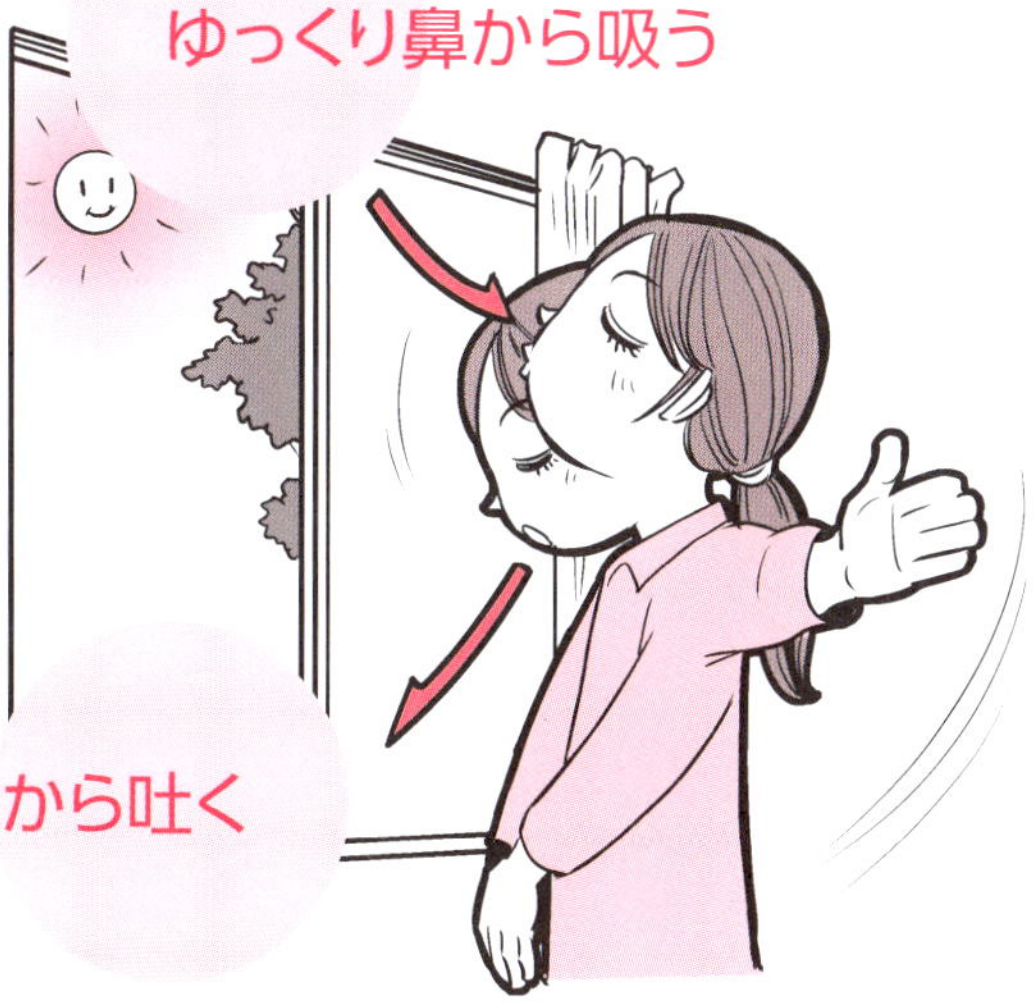

規則正しい生活が改善の第一歩
休日の朝寝坊、長期休暇は要注意！

慢性頭痛を抱える人は、日常生活のちょっとした変化や刺激に脳が過敏に反応し、それをきっかけに頭痛をまねいてしまうことがよくあります。ただ、こうした変化や刺激は、暮らし方の工夫次第で減らすことができます。

片頭痛は、忙しいあとの週末や休日に起こるのが典型的なパターンです。したがって、休みの日にダラダラ過ごすのは好ましくありません。

休むといっても、何もしないで寝ているのがよいわけではなく、計画的に好きなことを楽しみましょう。かといって、週明けに疲れが出るようなハードスケジュールを立てるのもよくありません。要は、「忙しくてもがんばりすぎない」「暇をもてあましてだらけすぎない」を心がけるとよいでしょう。

休日前夜の夜更かし、休日の朝寝坊、長期休暇は、生活リズムが崩れやすくなります。これも頭痛発作を引き起こす原因のひとつです。決まった時間に食事や睡眠をとり、生活リズムを崩さないようにしましょう。

休日の注意点

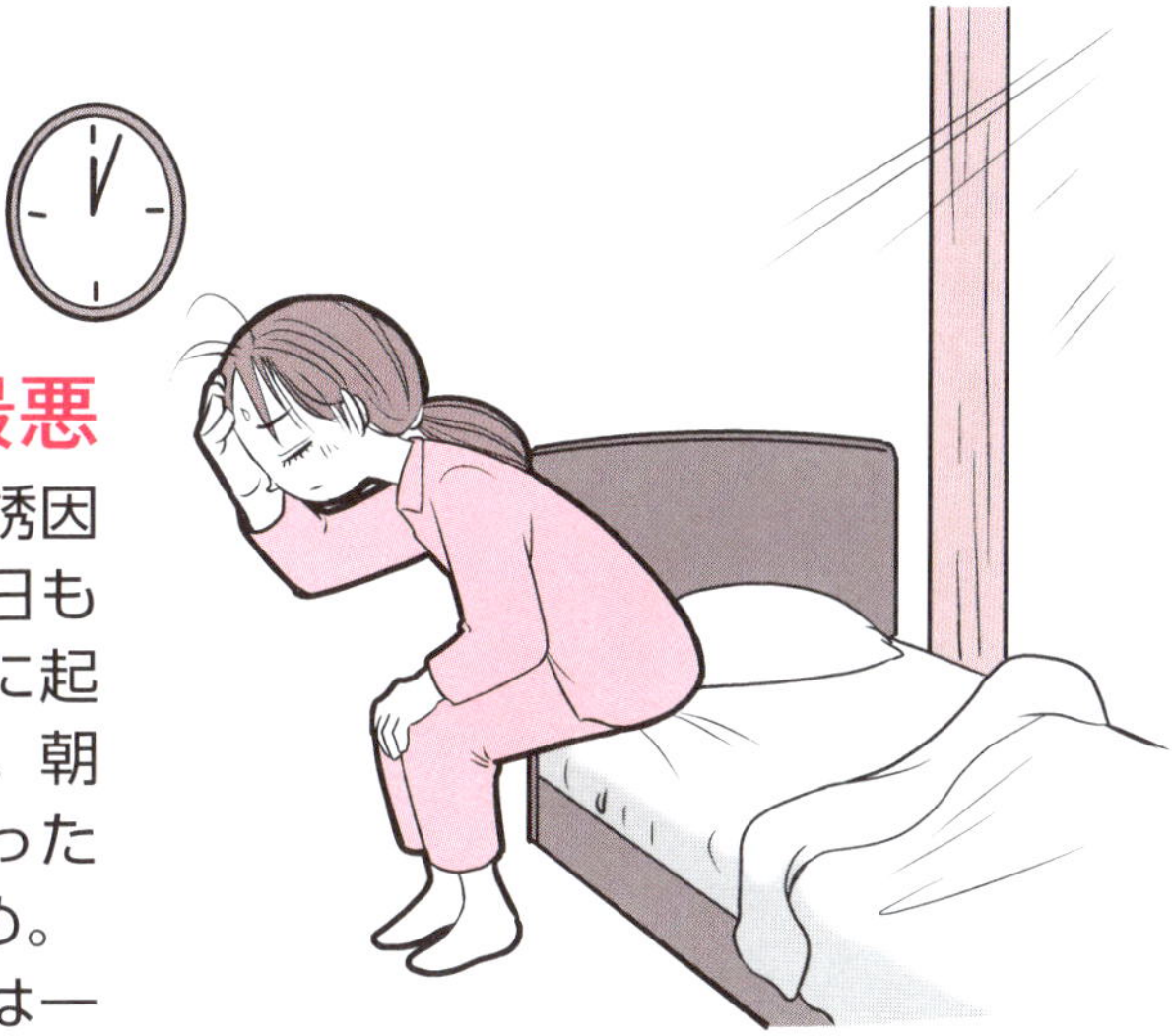

休日の朝寝坊は最悪

寝すぎなども片頭痛の誘因になりやすい。休みの日もなるべく決まった時間に起きるようにしましょう。朝寝坊よりも昼食後のゆったりとした昼寝がおすすめ。ただし、短時間の昼寝は一気に脳血管を拡張して片頭痛を誘発するので禁物です。

ゴールデンウイーク、年末年始は要注意

長期休暇にレジャー計画を立てると、休み前に仕事を片づけなければと、がんばりすぎてしまいがち。いきなりリラックスすると移動中や旅行先で頭痛発作が起きてしまうことも。スケジュールを調整し、過密にならない工夫が必要。

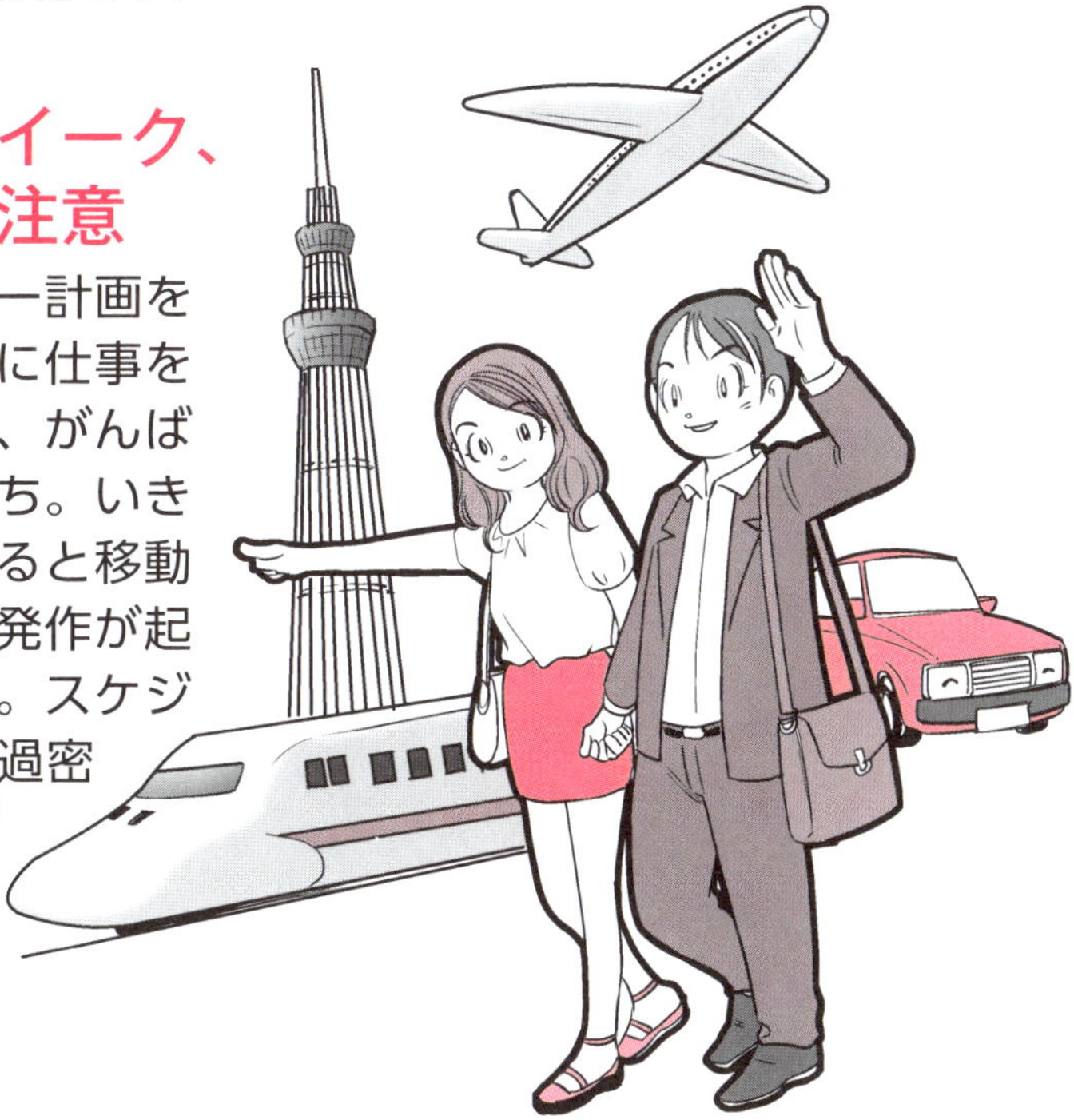

季節や天候、気圧の変化に対応する自分なりの準備や対処が大切

春先や秋口などの季節の変わり目は、片頭痛や群発頭痛が起こりやすくなります。とくに春先は、天候が不順であるため脳内物質のセロトニンの分泌量が不安定になりがちで、そこに春のポカポカ陽気、おまけにスギ花粉症の影響も受けたりするので、片頭痛がひどくなる傾向があります。この時期に大事なのは、生活リズムを崩さないようにして、変化が大きい生活を避けることです。これによって頭痛発作の予防や症状の改善につながります。

片頭痛の人は、天気や気圧の変化にも敏感です。気温上昇に加えて紫外線が強まると、片頭痛、耳鳴り、めまいが引き起こる条件が整います。紫外線を避ける帽子や日傘、サングラスで対処しましょう。朝は晴れていて午後から天気が崩れる日、あるいは台風が接近したときに、片頭痛が起こりやすくなります。気圧が下がると、人間の体は微妙にむくんできます。むくみが脳血管を広げて、三叉神経《さんさしんけい》を刺激するためです。急な頭痛に困惑しないために、毎朝、天気予報をチェックして、自分なりの準備をすることが必要です。

季節や天候、気圧の対策

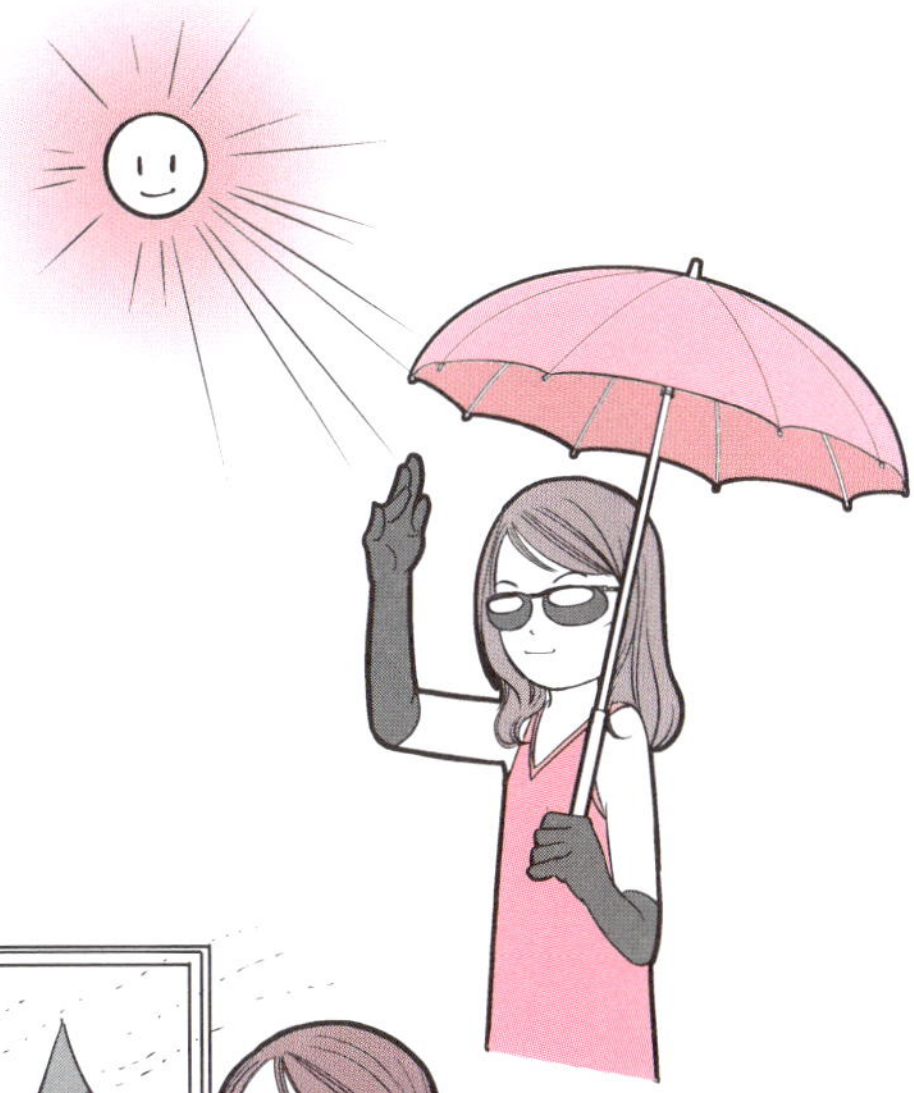

暑さと紫外線

晩春から初夏にかけては、急に気温が上昇し、紫外線が強まります。帽子や日傘、サングラスで、気温上昇や強い紫外線を避けます。

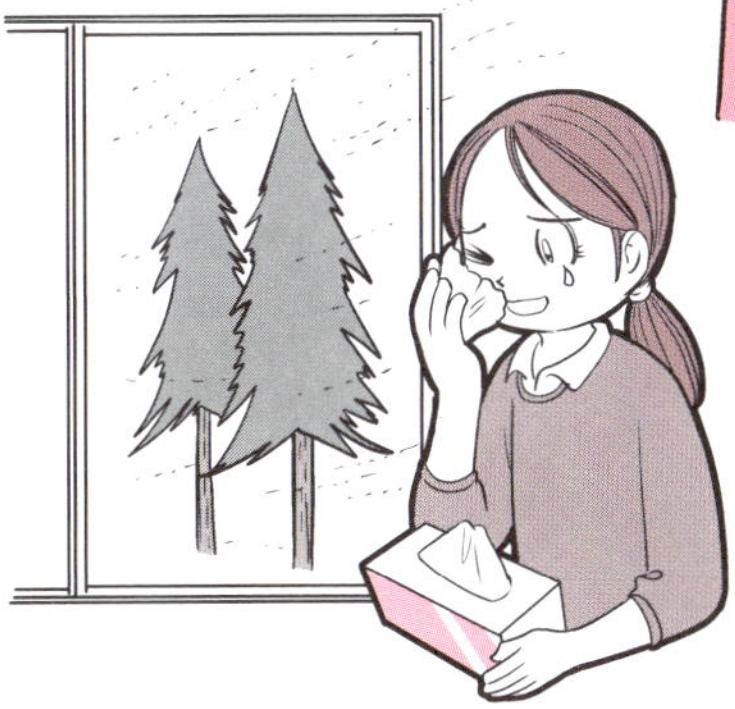

花粉症

花粉症になると、鼻水、鼻詰まり、くしゃみ、目のかゆみだけでなく、ひどい頭痛を引き起こすことも。その原因は、鼻粘膜の炎症によるもの。春先は、花粉症対策も行いましょう。

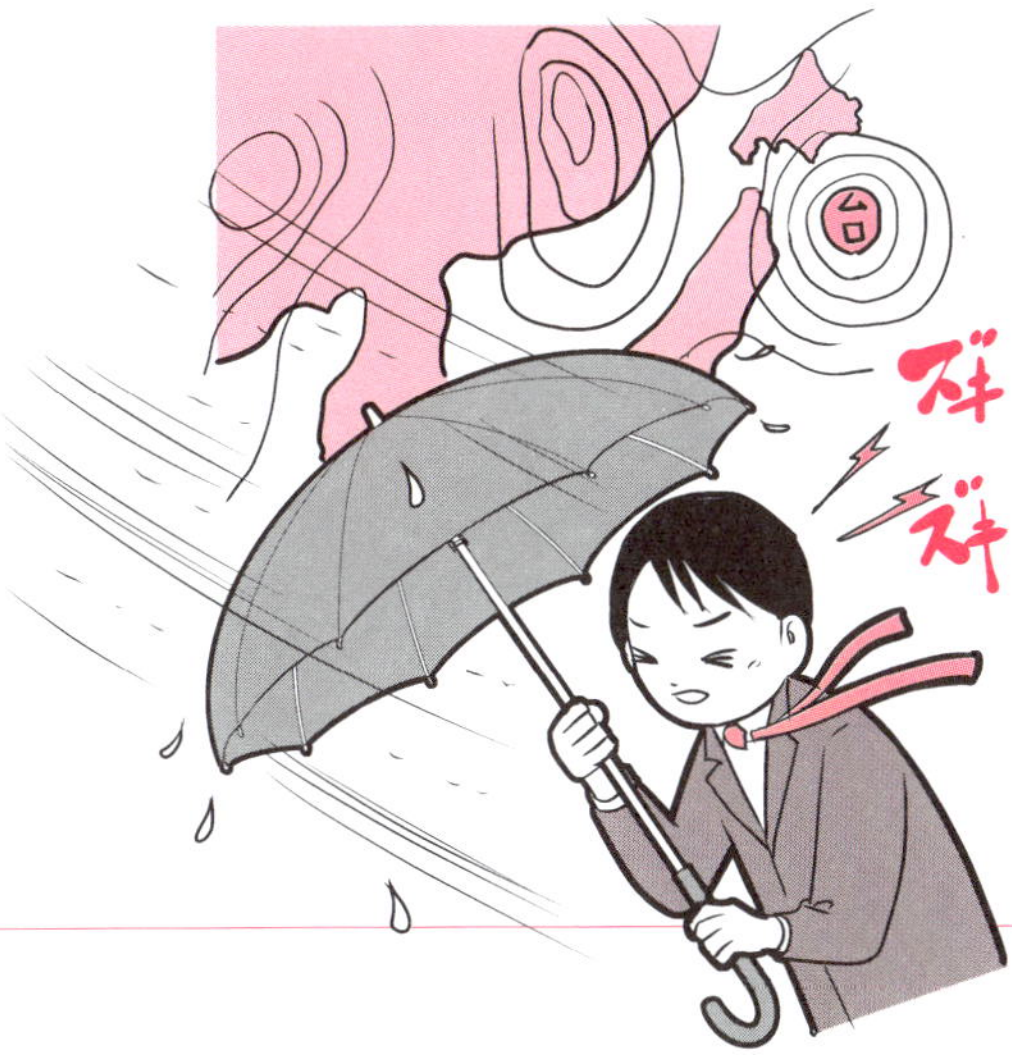

低気圧や台風

毎朝、天気予報をチェックして、天気が崩れそうなときは、できるだけ無理をしないようにしましょう。

照明、壁紙、におい、テレビ……、刺激のやさしい住環境づくり

生活の場である住環境が、視覚、聴覚、嗅覚などを刺激して、脳の興奮性を高め、慢性頭痛や脳過敏状態の引き金になっている場合があります。そのため、感覚への刺激を減らした住環境づくりが、症状の改善につながります。

部屋の照明に蛍光灯を使うと、微妙なちらつきが刺激になることがあります。白熱灯やＬＥＤ電球を使用し、明るすぎないように間接照明にすれば快適でしょう。また、真っ白な壁紙は、外光を強く反射して、視覚的な刺激が大きくなります。なるべくグレーなどのシックな色がよいでしょう。

外光が苦手という理由で遮光カーテンを選ぶ人がいますが、おすすめできません。カーテンを開けたときに、真っ暗な状態から急に明るくなるからです。室内の明暗差を大きくしないカーテンを選びましょう。

見落としがちなのが、衣類用の洗剤や柔軟剤の香りです。同様に、部屋の芳香剤や消臭剤も注意が必要です。脳を刺激しないように強い香りのものは避けましょう。

住環境をチェック

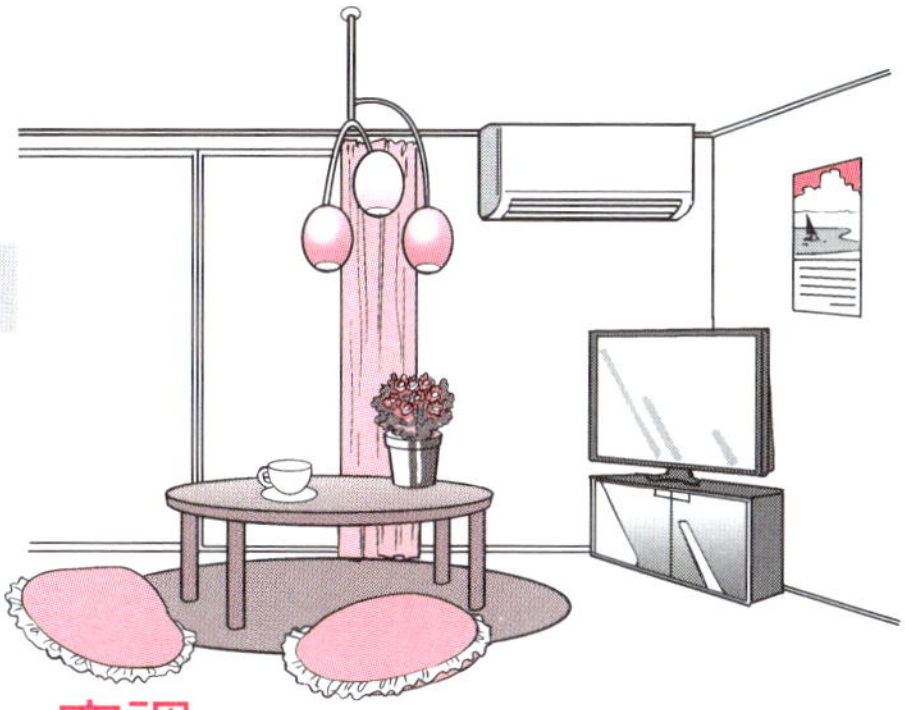

リビング

日当たり

南向きで日当たりのよい部屋は、片頭痛の人には明るすぎて苦痛になることも。カーテンを配置するなど工夫をしましょう。

におい

室内には、飲み物、食べ物、芳香剤などのにおいが充満しているものです。片頭痛の人が嫌がるにおいは絶つのが基本。

照明

蛍光灯ではなく、白熱電球やＬＥＤ電球による間接照明が脳にはやさしい。

空調

冷やしすぎは緊張型頭痛、暖めすぎは片頭痛をまねくもと。室内外の温度差が大きすぎるのも要注意。

テレビ

長時間の視聴は、脳の視覚野を過剰に刺激します。にぎやかすぎる音声や、暗い部屋での視聴が負担になることも。長時間視聴は厳禁。大画面も要注意。

寝室

カーテン

遮光カーテンは避けましょう。朝日の光が自然と入ってきたほうが、朝はスッキリと起きられるようになります。

枕

枕が高すぎることで首や肩の筋肉に負担がかかり、緊張型頭痛のもとになることも。

照明

豆電球でも刺激になるので、睡眠中は真っ暗にするようにしましょう。

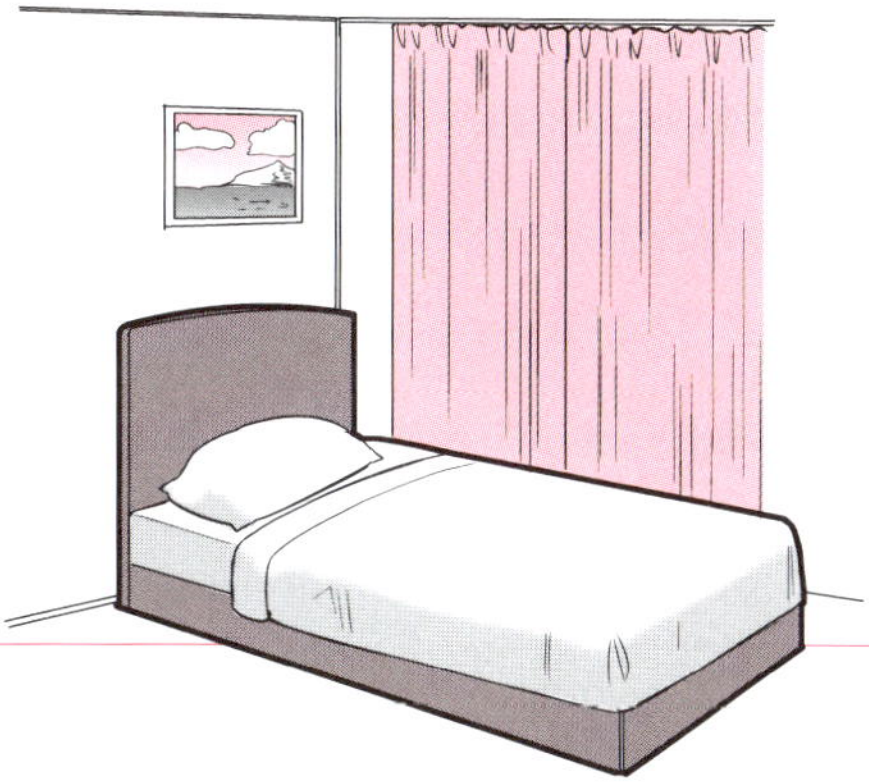

明るすぎる照明、冷えすぎる空調……、長時間を過ごす職場環境にも気をつけたい

事務系職種のデスクワークの人は、1日の大半をパソコンと長時間向き合うことになるでしょう。過度な刺激もなく、良好な環境と考えてしまいがちですが、慢性頭痛を引き起こす危険因子がいろいろと潜んでいます。

まずは、座る姿勢です。座り方が悪いと、首、肩、背中などに負担がかかり、頭部や頸部の血流が低下し、めまい、耳鳴り、緊張型頭痛を誘発することがあります。背もたれとの間にクッションを置くと、首筋がきれいに伸びて疲れません。

次に、パソコンと長時間向き合うのもよくありません。とくに動画などを扱うと、気がつかないうちに視覚にたくさんの刺激を受けています。脳を刺激して、めまい、耳鳴り、片頭痛の原因になります。1時間に一度は休憩するのが理想です。休憩時間やデスクワークの合間に、軽くストレッチをするとよいでしょう。

職場環境の照明や空調などについては、住環境と同じです。明るすぎる照明や冷えすぎる空調はよくありません。会社と相談して、適切な職場環境をつくりましょう。

オフィスでの過ごし方に

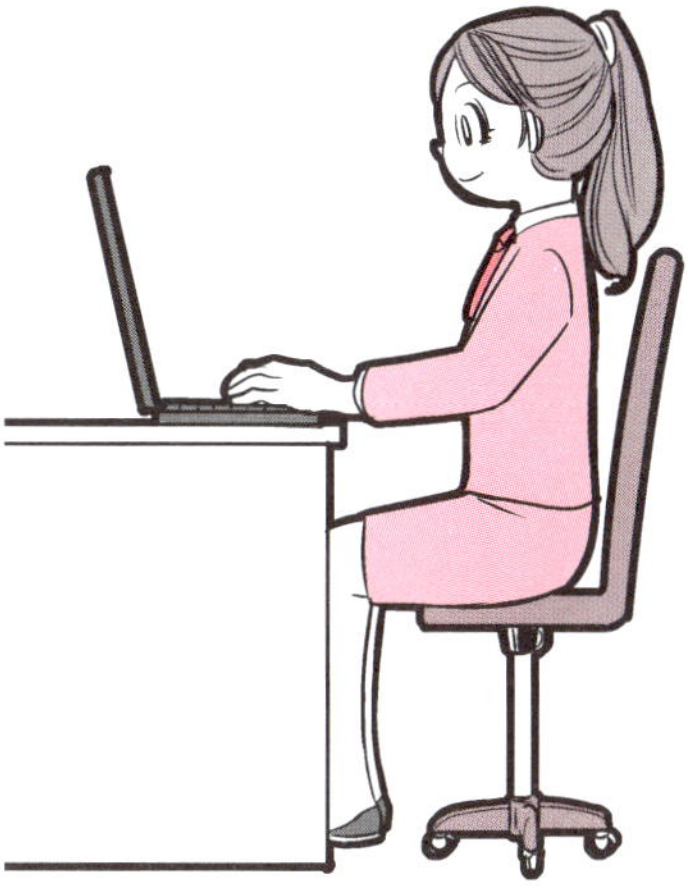

座る姿勢を正す

長時間同じ姿勢をとる、あるいは座り方が悪いと、緊張型頭痛を誘発することに。デスクワークは1時間に一度は休憩をとるのが理想。

休憩時はスマホに集中しない

スマートフォン（多機能型携帯電話）の普及で､首､肩､背中のこり、目の疲れ、吐き気、頭痛を訴える人が急増。休憩時間にスマホに集中すると、休んだ意味がありません。

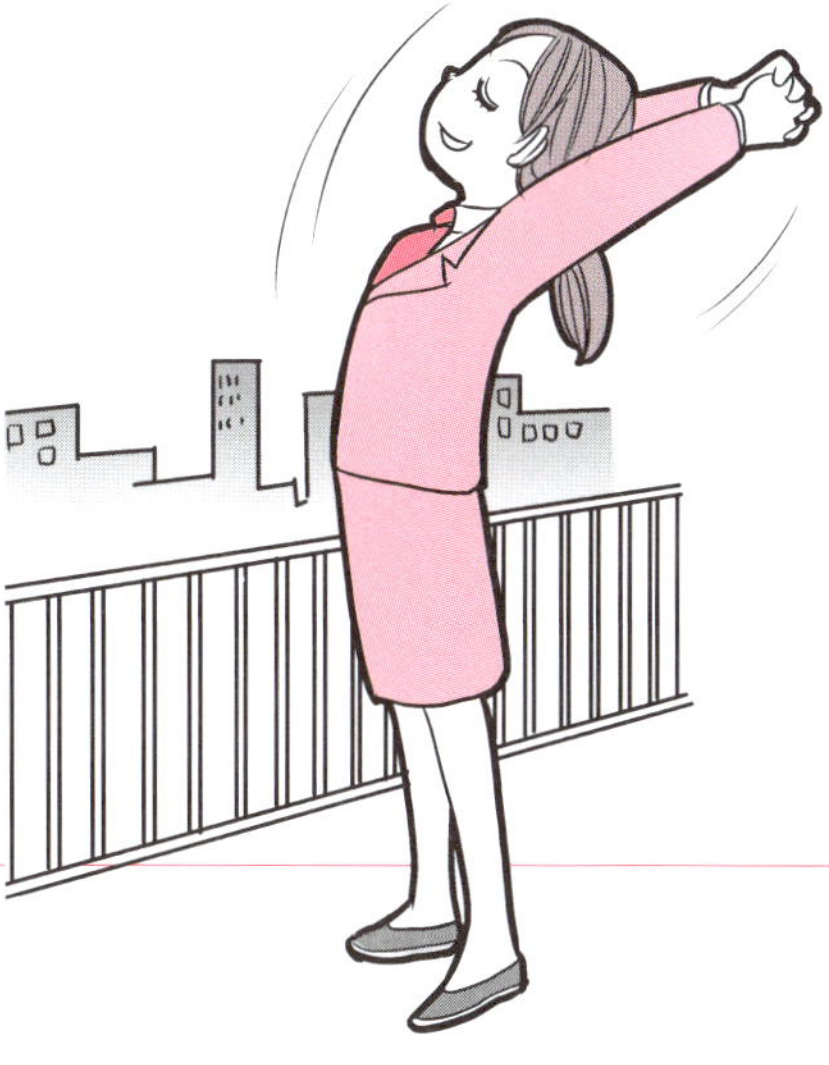

休憩時間に深呼吸でリフレッシュ

休憩時間やデスクワークの合間に軽くストレッチして、緊張している筋肉をほぐします。深呼吸するだけでも気分的にリフレッシュできます。

服装やアクセサリー、髪型にも気づかいが必要
シンプルな装いを心がけよう

片頭痛の女性には、不向きなファッションがあります。

それは、鮮やかな色や、コントラストの強い服装です。白黒の千鳥格子や細かい模様の服装もおすすめできません。このような服装は、視覚を異常に刺激して、頭痛を誘発しやすいからです。逆に、視覚への刺激が少なく、安心して着られるのが、寒色系や落ち着いた色の無地の服装です。アクセサリーも同様に考えます。派手なものや、つけすぎはよくありません。シンプルで上品なものを身につけるように心がけましょう。

髪型では、長めの前髪がチラついていると、知らず知らずのうちに視覚を刺激して、片頭痛の引き金になりかねません。前髪を短めにするか、ピンで留めておくようにしましょう。ポニーテールや三つ編みなど、頭の後ろできつく束ねる髪型も要注意です。これは、頭皮が引っ張られるために、頭皮の下を走る後頭神経が刺激されて三叉神経《さんさしんけい》にも間接的に影響を及ぼして、結果、大脳を刺激してしまうからです。思いあたる点があれば、見直していきましょう。

派手な服装やアクセサリーはがまん！

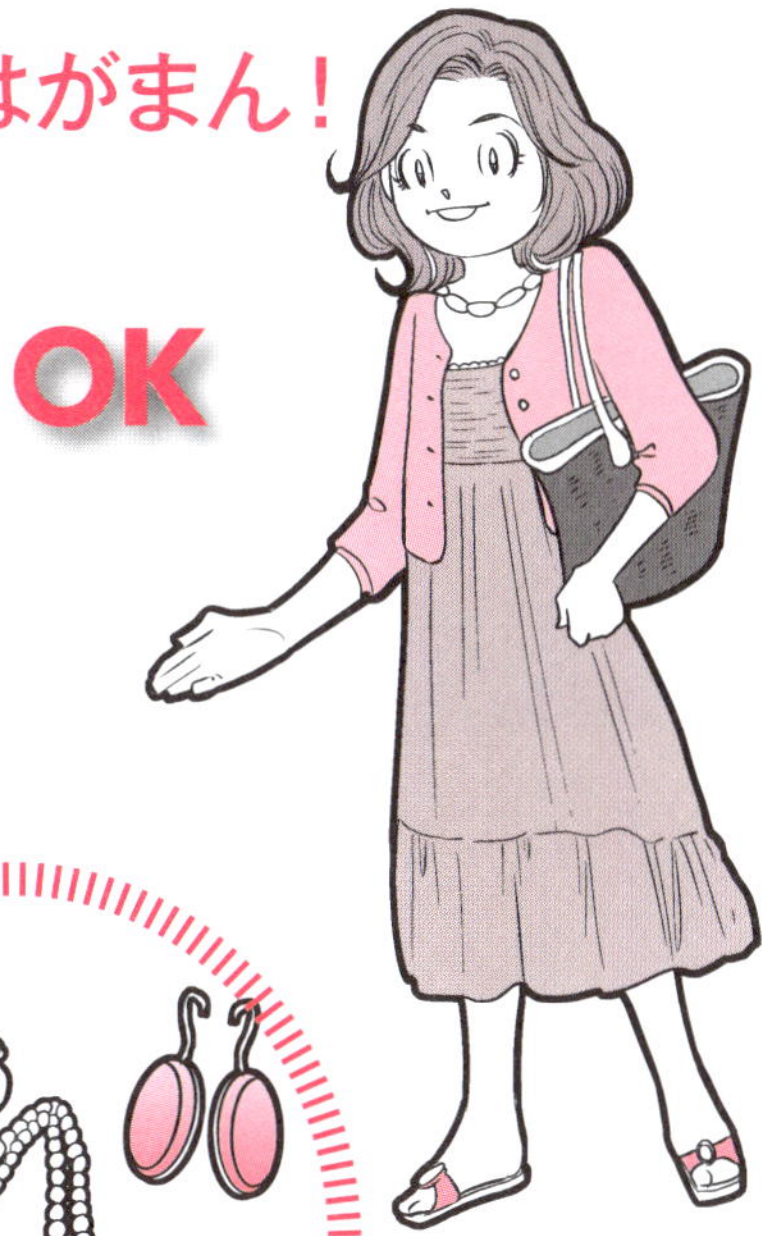

寒色系やアースカラー、無地が無難

赤や黄色などの派手な色、柄ものは避けたい。落ち着きのあるシンプルな装いを心がけたい。

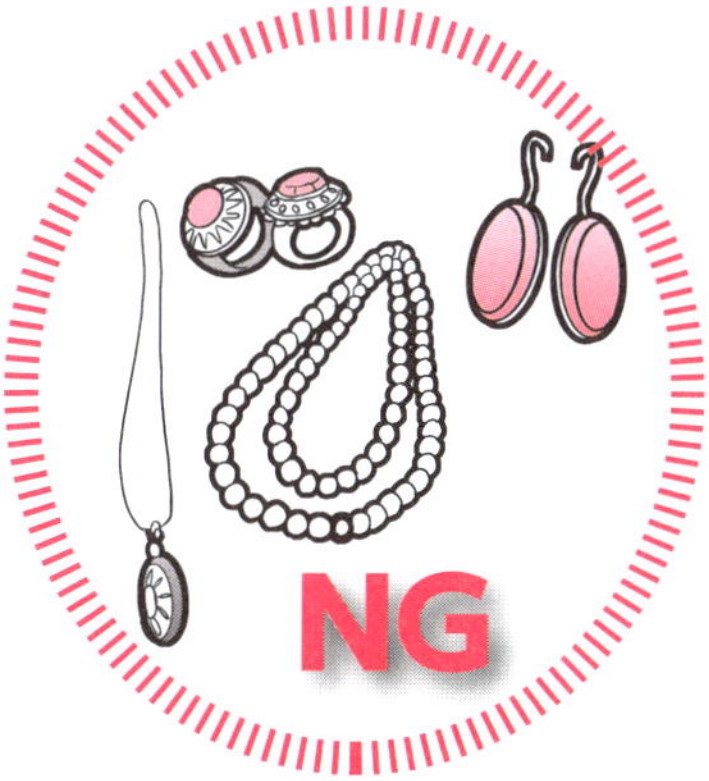

派手なアクセサリーはがまん

アクセサリーをいくつもつける、大きく重いイヤリングやピアスをつけると、ストレスが増大。シンプルで軽いものがおすすめ。

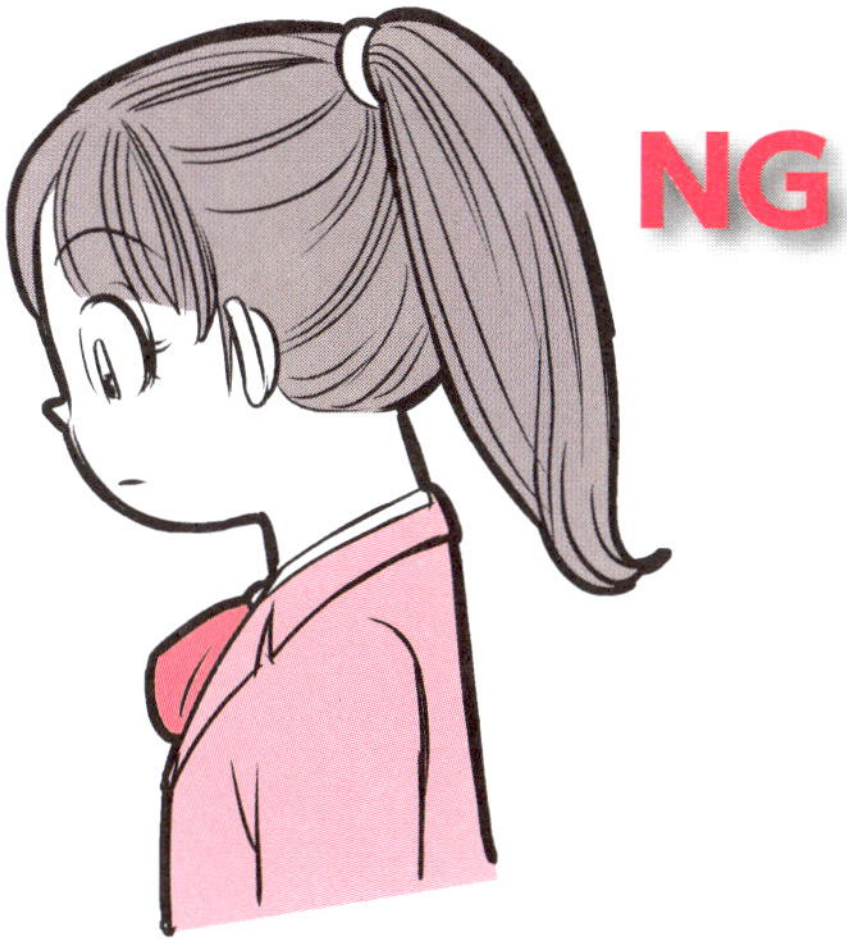

ポニーテール

ポニーテールのように、頭の後ろで髪を束ねるヘアスタイルは、片頭痛につながってしまうことも。

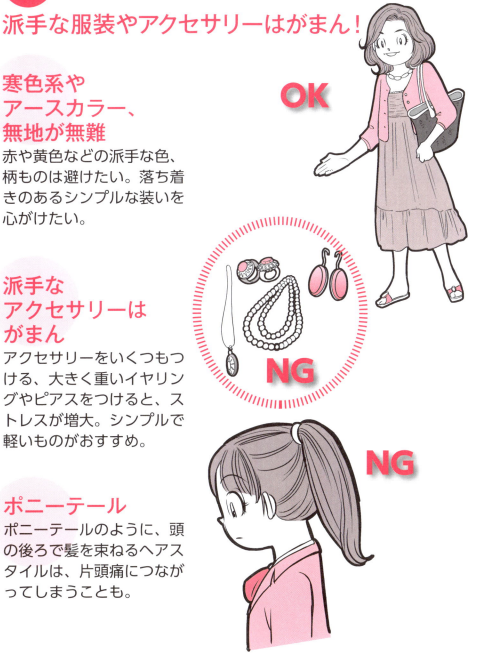

非日常的な空間は危険因子がいっぱい 外出先での発作には注意が必要

片頭痛は、忙しいときよりも、ストレスから解放されてホッとした1日の終わりや、週末、休日に、発作がよく起こります。

このような休日に、光、音、におい、人込みなど、さらに刺激の多いところに出かけると、強い頭痛や耳鳴り、めまい、吐き気などに襲われることがあります。楽しいはずの外出先には、発作を起こす危険因子がたくさん潜んでいるのです。

とくに危険因子が充満しているのが、カラオケボックスです。閉め切った空間での大音量の刺激は、健康な人でも頭痛を起こしそうです。映画館やコンサート会場などのエンターテインメントは、観賞中は集中しているために気がつかなくても、終了後に血管が拡張する傾向があります。同様に、繁華街やデパート、ショッピングセンターなどの酸素の薄い人込みや、食品のにおいが複雑に入り混じる空間にも注意が必要です。

自分の体調をよく見極めて、調子がいいときにだけ、思い切り楽しむようにしていきましょう。

大音量、暗闇、食品のにおいが引き金に

デパ地下

さまざまな食品のにおいが嗅覚を刺激し、威勢のよい店員の掛け声が聴覚を刺激します。とくに混雑時は要注意。

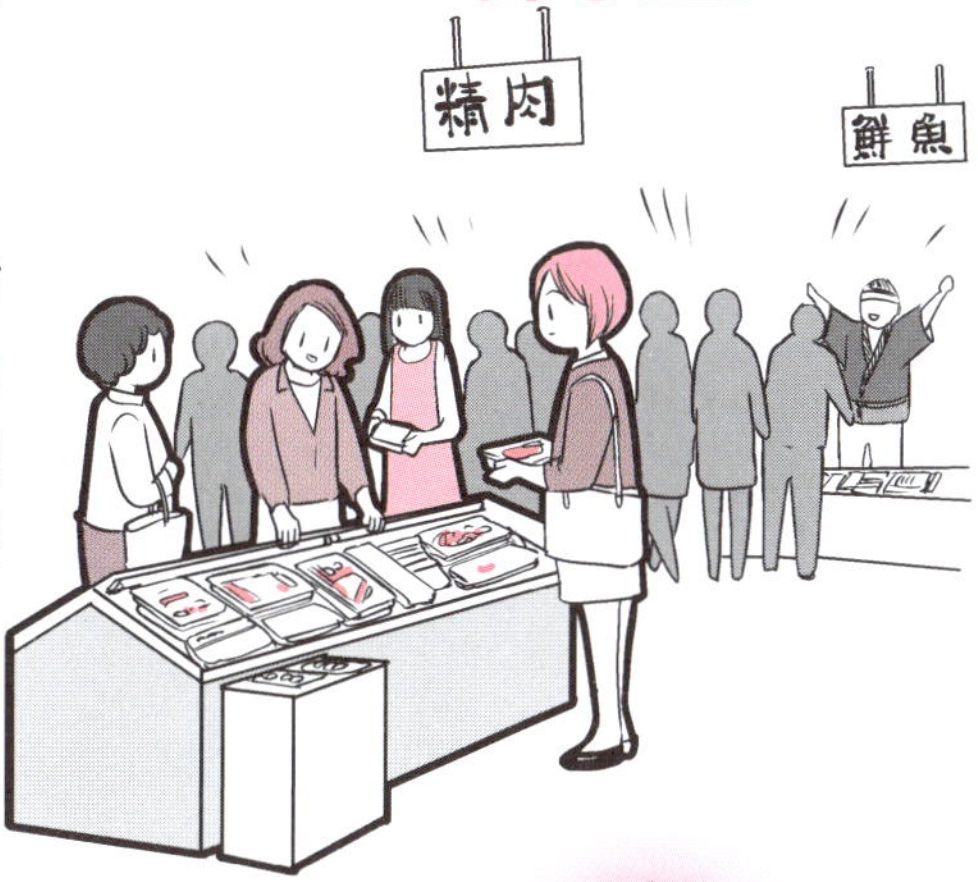

カラオケルーム

大音量のカラオケや歓声、モニターの照明、食事、飲酒、喫煙……。カラオケルームには危険因子がいっぱい。家族で楽しむ場合、子どもの脳も刺激を受けています。

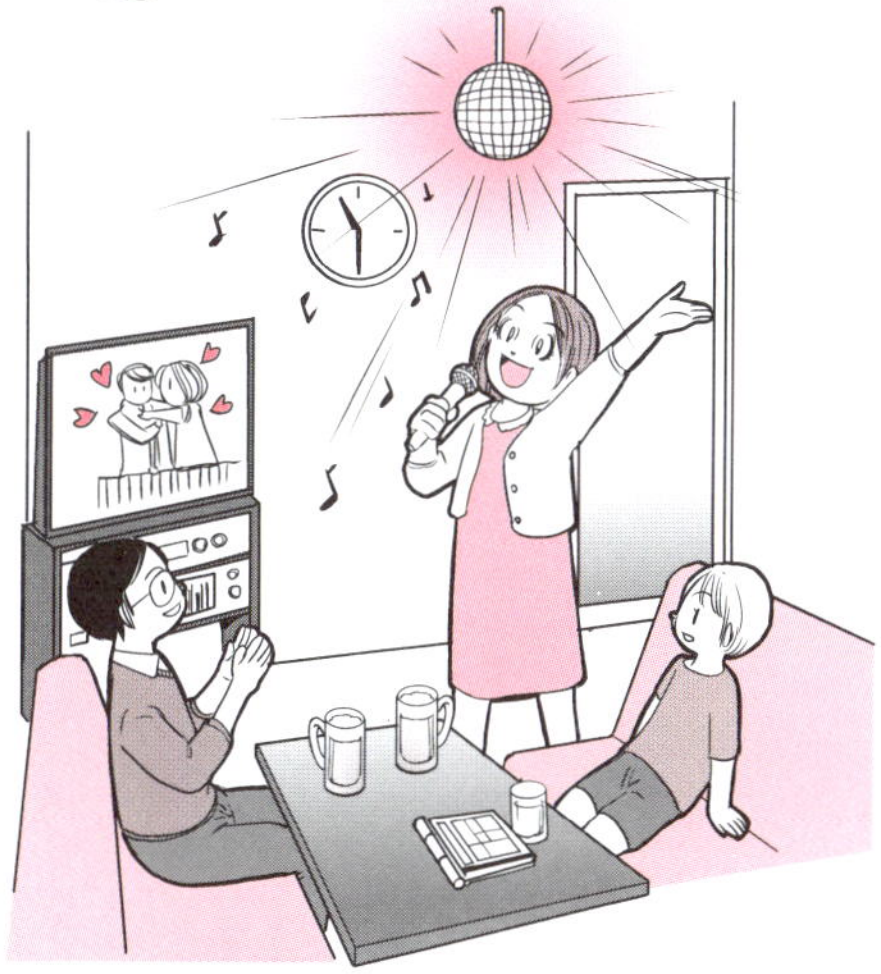

映画館

映画観賞はストレス解消になりますが、映画館より自分の家で部屋は暗くせずにＤＶＤ観賞を楽しむほうが、脳への刺激はやさしい。

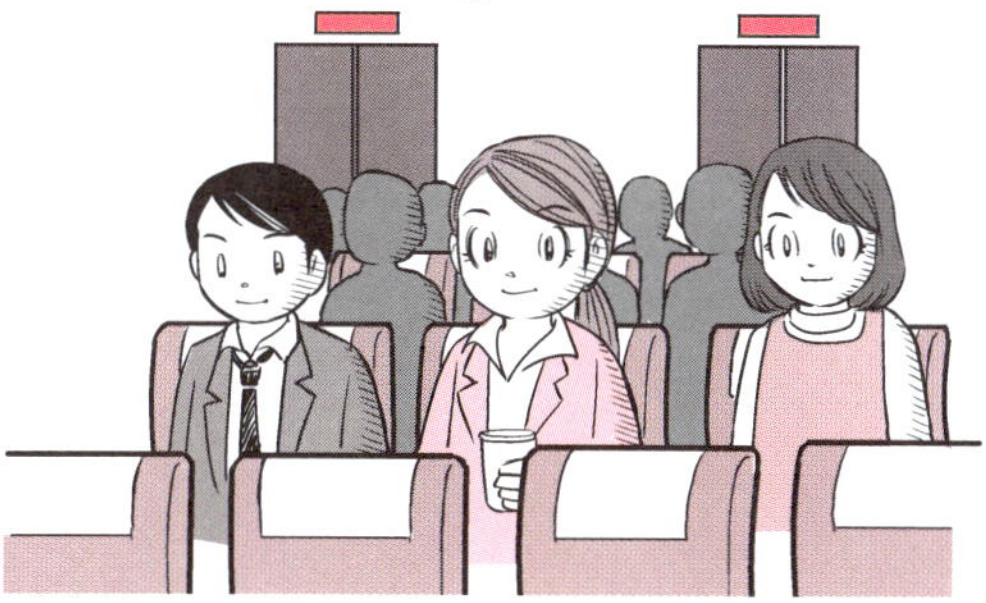

いつもと違う環境が刺激となる行楽地では細心の注意が必要です

頭痛への不安から、あらゆる行動を制限してしまうのもストレスがたまるものです。ときには、日常生活を離れ、レジャーを楽しむのもよいでしょう。

とはいえ、いつもと違う環境の変化が刺激になり、頭痛を誘発してしまう心配があることは否めません。せっかくの楽しみが頭痛発作の引き金にならないように、行楽地へ出かけるときには、細心の注意が必要です。

行楽地で危険因子が充満しているのは、温泉です。緊張型頭痛の人は、お湯につかって全身を温めると、筋肉の緊張がほぐれ、血行を改善してよいのです。

しかし、片頭痛の持ち主にとっては逆効果となってしまいます。お湯につかると、血管がゆるんで一気に拡張し、三叉神経《さんさしんけい》を刺激します。とくに、空腹時の長湯は気をつけないといけません。

また、展望台、スキー場、山登りなどは、気圧の変化があるので、一気に登り下りをしないように、ゆっくりと楽しむようにしましょう。

レジャーを楽しむための注意点

山登り

標高の高い山頂近くでは、酸素濃度が薄くなったり、気圧が低下しているため、片頭痛を起こしやすくなります。本格的な登山は注意が必要。血糖値をあげるアメ玉を持参しましょう。

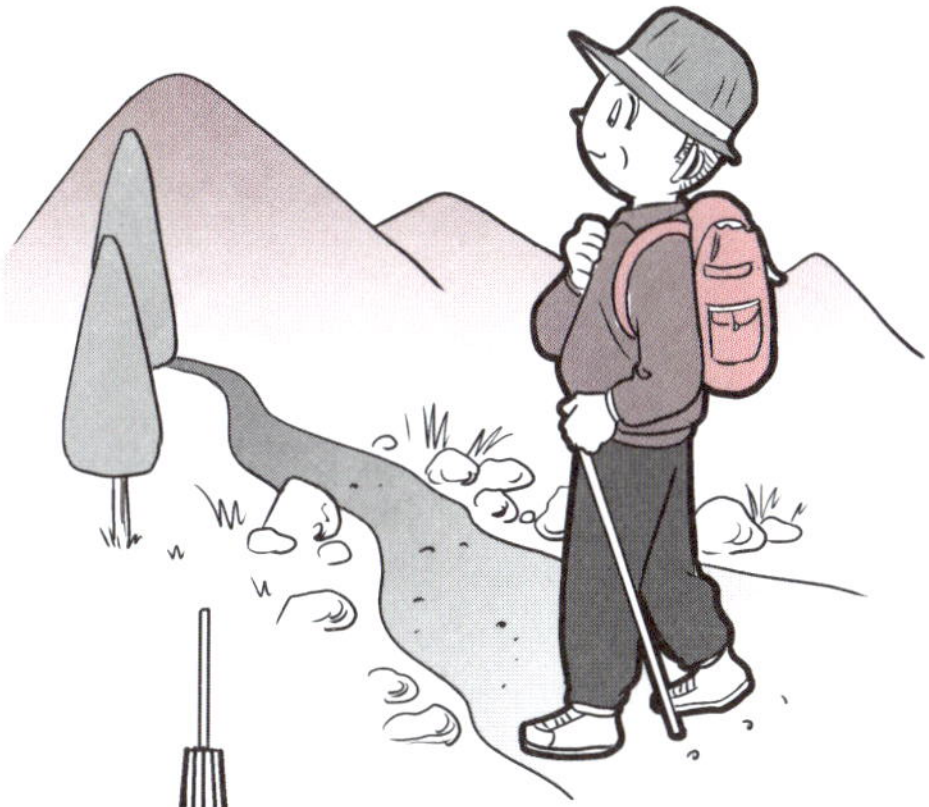

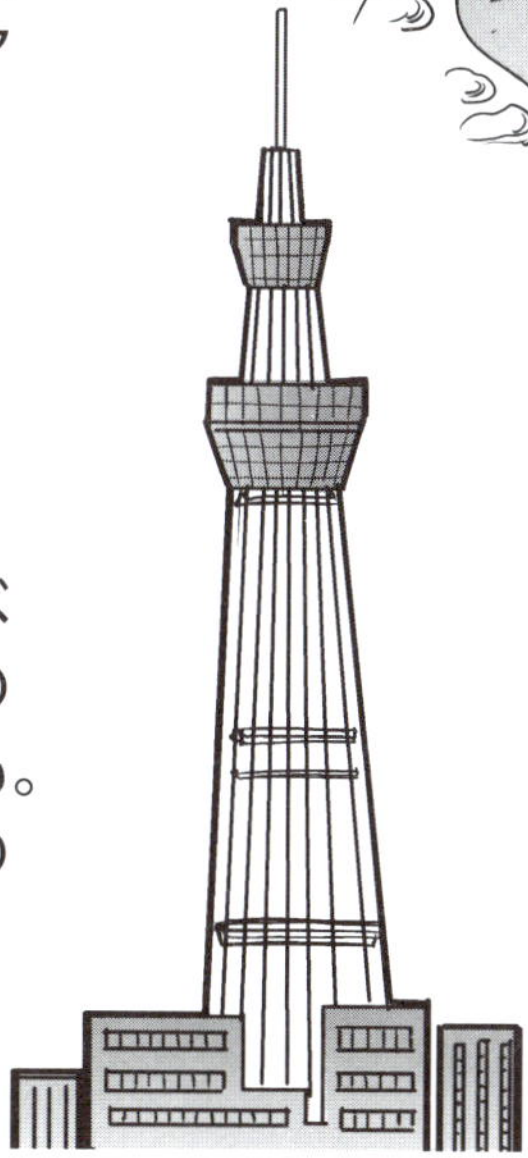

展望台、高層ビル

展望台や高層ビルのエレベーターに乗ると、気圧差の影響で頭痛が生じることも。無理のない範囲で階段での移動を考えましょう。

温泉

温泉も危険な場所。とくに空腹時の長湯は避けるべきです。硫黄などの温泉成分のにおいも要注意。

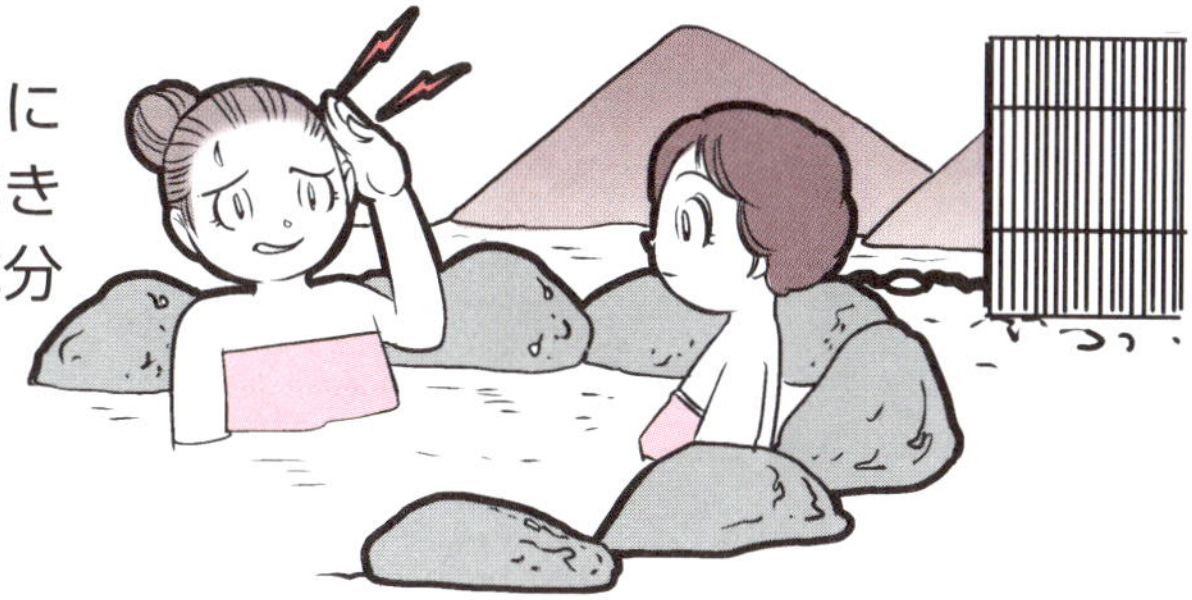

高速バス、新幹線、飛行機……特有の振動、気圧変化などが苦手と心得る

慢性頭痛の人は、子どものころに乗りもの酔いに苦しんだ経験があるでしょう。大人になれば嘔吐などの症状はなくなりますが、乗りものによる刺激を受けやすい体質であることは変わりません。

とくに高速バス、新幹線、飛行機などを使っての長距離移動の場合、その傾向が顕著です。これは、乗りもの特有の振動、におい、気圧の変化、移り変わる車窓風景、日差しなどが、長時間にわたって脳を過剰に刺激してしまうからです。

不快症状を避けるには、あらかじめ睡眠を十分にとるなど、体調を整えておくことが大切です。そして、乗る前に市販の酔い止め薬を飲んでおくとよいでしょう。さらに、頭痛発作時の頓服薬（トリプタン製剤や鎮痛剤）を持参すれば安心です。責任ある仕事や楽しい旅行が台無しにならないためにも、用心するに越したことはありません。

左ページに、乗りもの酔いや、片頭痛発作などを生じさせないように、乗りものの種類別に注意すべきポイントを紹介しておきましょう。

乗りものの注意事項

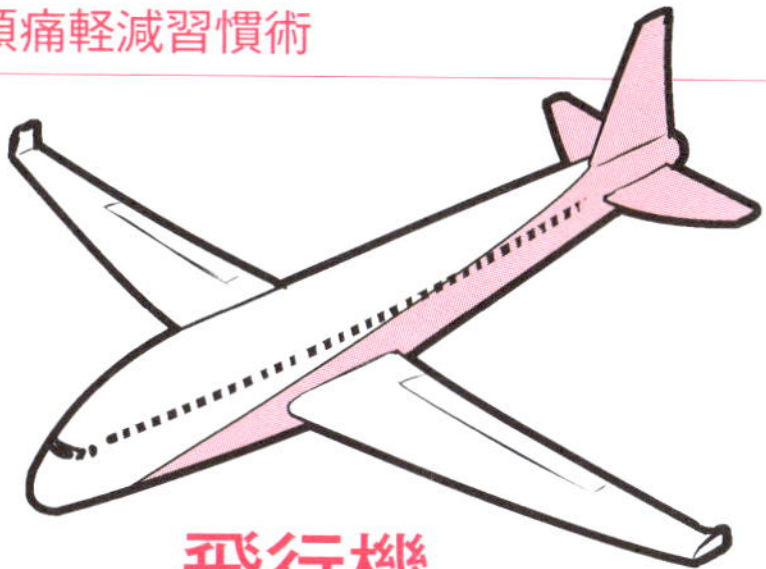

車

車内での喫煙は厳禁。消臭剤、芳香剤も置かないほうがよい。車高が低く、振動が少ない車種を選んだうえで、急ブレーキ、急ハンドル、頻繁な車線変更などは避けます。四輪駆動系の車は、独特の揺れをするので要注意。

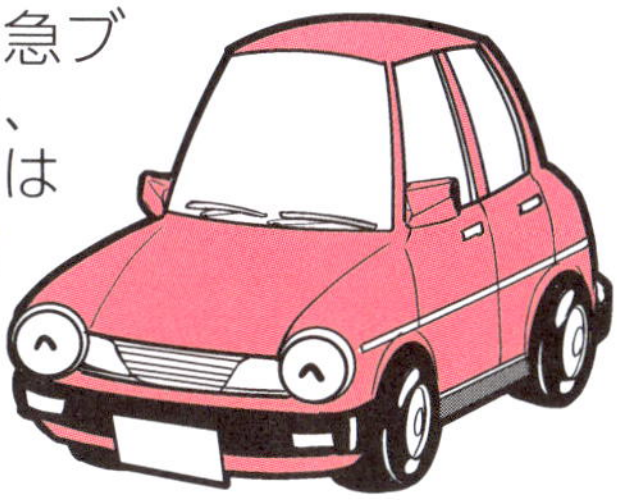

飛行機

機内は気圧が低く、血管が拡張しやすいうえ、急激な揺れも片頭痛を悪化させやすい。機内での飲酒やチョコレートのとりすぎは要注意。

高速バス

エンジンの振動が直接伝わってくる最後部の席や、タイヤの真上にあたる席は避けます。車窓風景に見入ると視覚が刺激されてしまうので要注意。

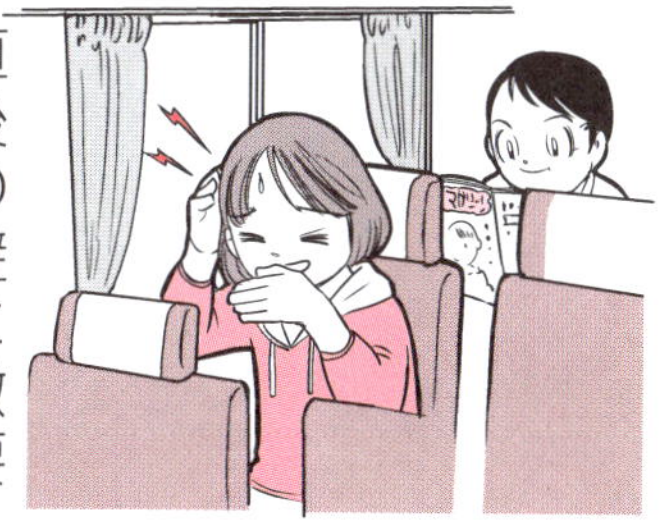

船

揺れの大きい船は、できるだけ避ける。やむなく乗るときは、酔い止め薬を服用し、空腹状態を避けます。また、船上デッキで新鮮な空気を吸うようにして遠方を眺める。

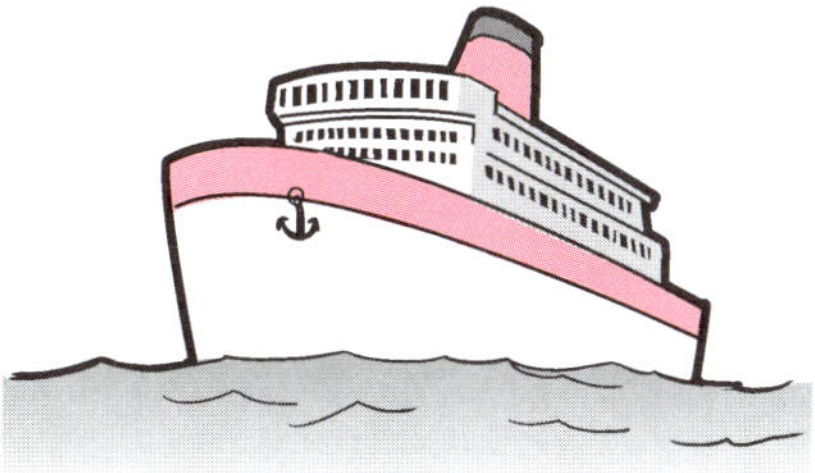

新幹線

進行方向を向いた通路側の席に座ること。進行方向に背を向けて座ると、新幹線同士がすれ違う際、瞬間的に気圧変動を感じやすい。窓側の席は、車窓風景や日差しによる刺激が強すぎるおそれがあります。窓側に座るときは、スクリーンは下ろしておきます。

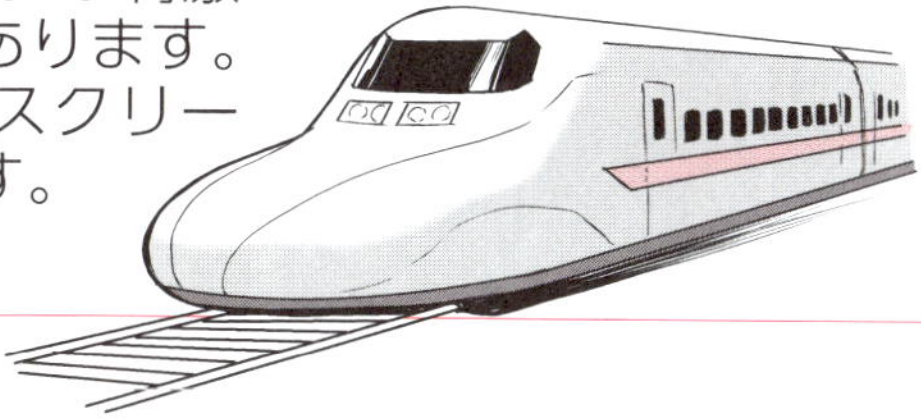

マグネシウムやビタミンB_2を含む食材は、脳の興奮を鎮める

脳の興奮をやわらげ、片頭痛の頻度を減らすとされている栄養素があります。それは、マグネシウム、ビタミンB_2、カルシウム、食物繊維です。

マグネシウムは、カルシウムとともに筋肉のはたらきを調整したり、心臓や血管のはたらきを正常にしたりします。注目すべきは、血管収縮を引き起こす陰の悪役・セロトニンの異常放出を抑制する効果があることです。

ただし、積極的にとると血管は安定しますが、多量にとりすぎると下痢の原因となることがあります。適量を定期的にとるのが理想的です。

ビタミンB_2やカルシウムは、脳の興奮を抑制する効果があります。日本人はビタミンB_2の摂取量が少ないといわれているので、積極的にとるようにしましょう。

食物繊維は、神経を安定させるほか、血糖値や血圧、コレステロールを低下させる作用があるので、これも積極的にとってほしい食材です。中でも、ごぼう、寒天、さつまいもなどがおすすめです。

脳の興奮を鎮める食品

マグネシウムを多く含む食品

海藻類：ひじき、わかめ、こんぶ、あおさ、青のり
大豆類：ゆで大豆、納豆
魚介類：いわしの丸干し、桜えび、生かき、はまぐり、きんめだい、貝類
種実類：ごま、アーモンド、松の実、カシューナッツ、ピーナッツ
その他：玄米、そば、油揚げ、豆みそ、赤みそ、たくあん

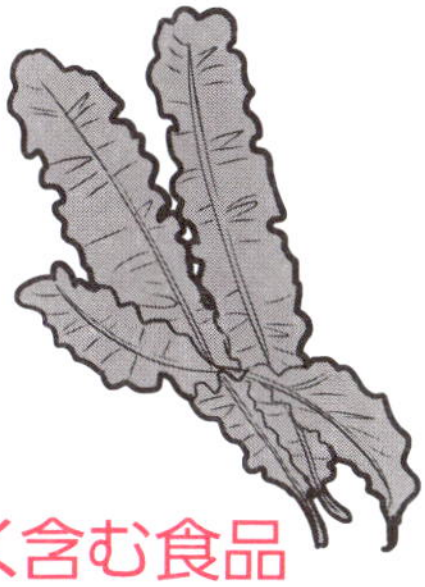

食物繊維を多く含む食品

野菜：ごぼう、さつまいも、かぼちゃ、さといも、ほうれん草、オクラ、ブロッコリー
果物：リンゴ、イチゴ、バナナ、キウイフルーツ、イチジク
その他：玄米、豆類、きのこ類、こんにゃく、しらたき、寒天、アーモンド

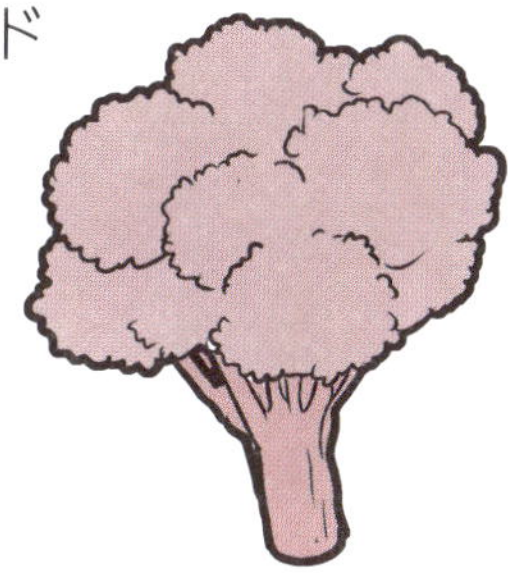

ビタミンB_2を多く含む食品

海藻類：のり、ひじき
肉類：レバー、ハツ、タン、鴨
魚介類：うなぎ、いかなご、ずわいがに、さば（水煮缶）
その他：卵、納豆、まいたけ、モロヘイヤ

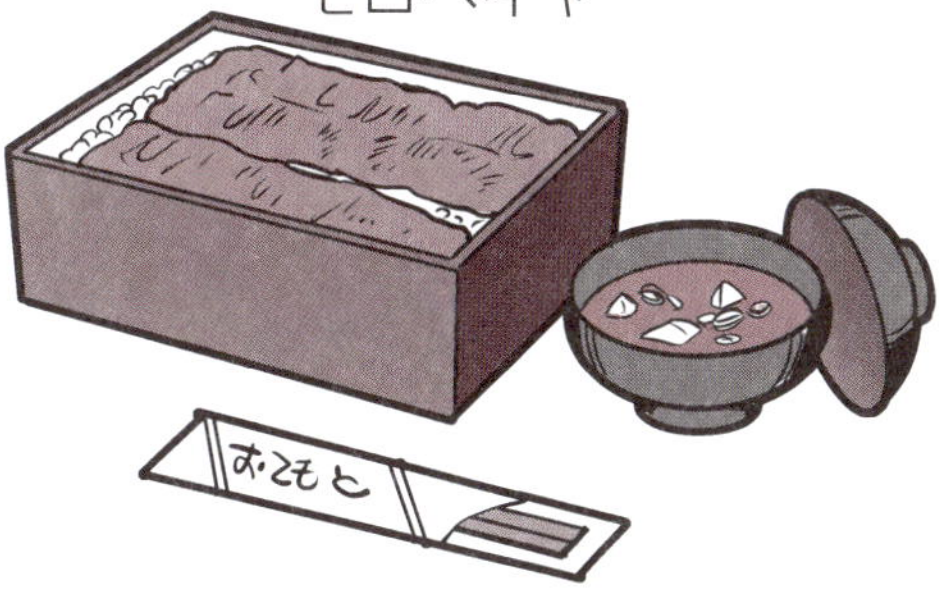

カルシウムを多く含む食品

乳製品：ヨーグルト、牛乳、スキムミルク
大豆製品：豆腐、厚揚げ、おから、納豆
魚類：いわしの丸干し、ししゃも、わかさぎ、桜えび
野菜：小松菜、チンゲン菜、春菊、ほうれん草、切り干し大根

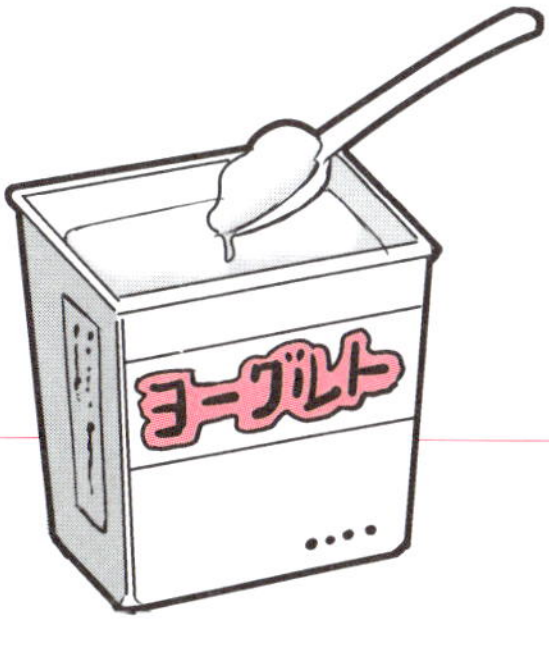

片頭痛持ちにはポリフェノールはNG！ 健康食品もとりすぎないほうがよい

片頭痛の人には、摂取しないほうがよい食品があります。それは、赤ワイン、オリーブオイル、チョコレート、チーズ、ハム、サラミ、ソーセージ、柑橘系の果物などです。

これらの食品を見て、「ちょっと意外」と思った人もいるでしょう。オリーブオイルなどに含まれているポリフェノールは、血管疾患（＊）に推奨されている成分です。健康によいといわれる食品の多くは、血管拡張作用があります。血管を広げて血流をよくすることは好ましいのですが、片頭痛や群発頭痛の人には、発作を誘発したり、症状を悪化させたりする要因になりかねません。また、ダイエット食品といわれるものには、血管拡張作用のあるアミノ酸の一種、アスパラギン酸を含むものがあるので、成分を確認しましょう。ただし、緊張型頭痛であれば、血管拡張作用のある食品はむしろ積極的に摂取したいものです。耳が原因で起こるめまいや耳鳴りに対しても、これらの食品はプラス効果を発揮します。

頭痛の原因が脳か耳か、あるいは頭痛のタイプにより大きく違うので注意が必要です。

＊**血管疾患**：動脈硬化、脳梗塞、脳出血、くも膜下出血、心筋梗塞など。

脳を刺激させる食品

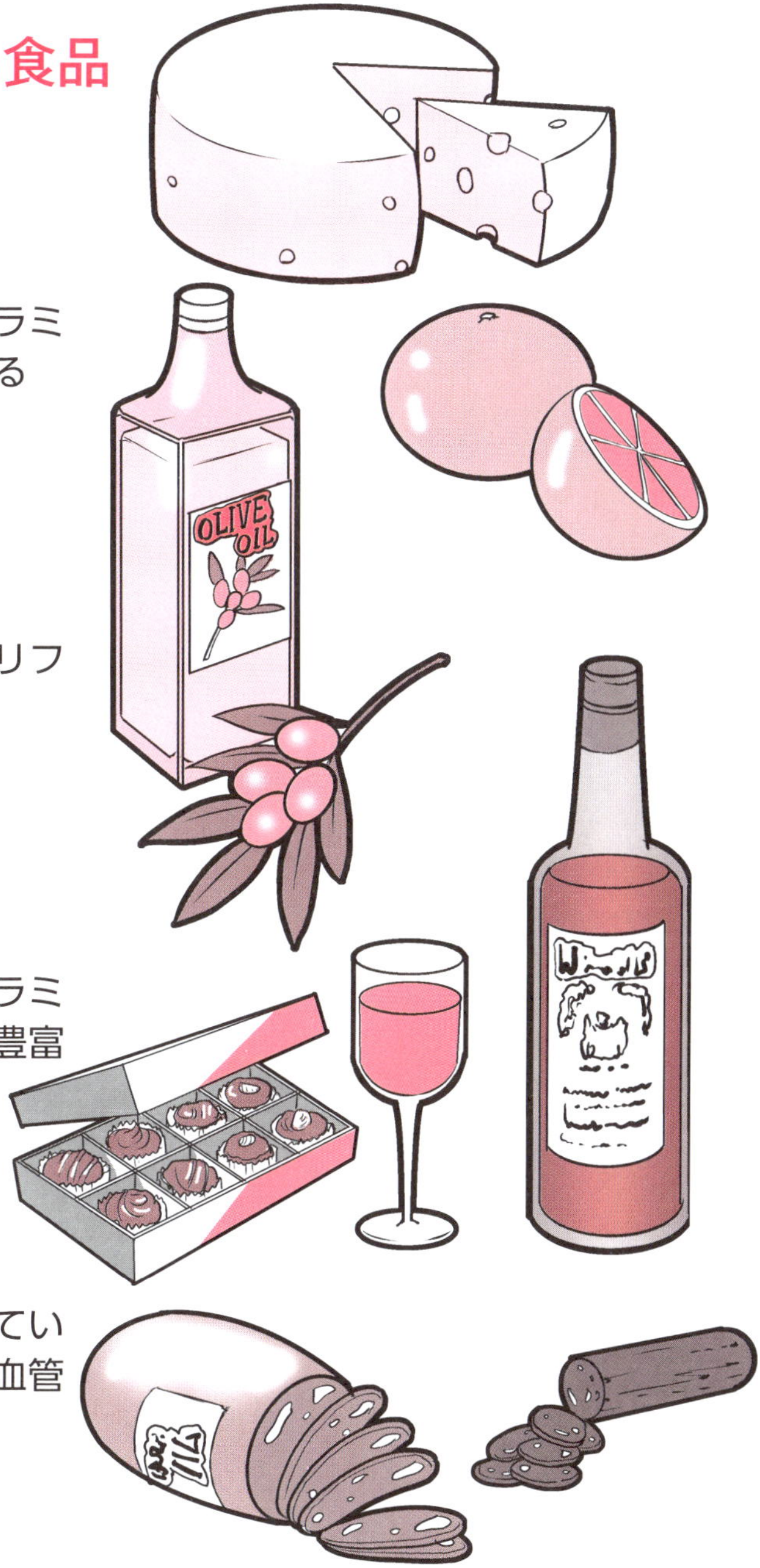

チーズ、柑橘系の果物

血管拡張物質であるチラミンが大量に含まれている

オリーブ、オリーブオイル

血管拡張作用のあるポリフェノールが豊富

赤ワイン、チョコレート

血管拡張作用のあるチラミンとポリフェノールが豊富

ハム、サラミ、ソーセージなど

発色剤として添加されている亜鉛酸ナトリウムに血管拡張作用がある

イタリアン、中華よりは和食！朝食抜き、ドカ食いは厳禁

おいしくてヘルシーという印象のあるイタリア料理には、ポリフェノールを含んだ食材がふんだんに使われているため、片頭痛や群発頭痛の人は注意が必要です。また、中華料理に必須のうま味調味料に含まれるグルタミン酸ナトリウムにも血管拡張作用があります。

このような料理を口にすれば、必ず片頭痛や群発頭痛が起こるというわけではありません。しかし、頭痛の引き金になりうる食品や料理は、一度に食べる量や食べる回数を控える必要があります。そして、頭痛発作時には避けたほうが安心です。

慢性頭痛の人は、和食がおすすめです。食習慣に関するアドバイスは、①朝食を抜かない、②ドカ食いをしない、の2点です。これは、血糖値を急激に上げ下げしないために守りたいルールです。血糖値の急激な変化は、アドレナリンの分泌に影響を及ぼし、血管疾患が起こりやすいといわれます。脳の興奮も血管の健康状態と密接な関係があるのです。朝食をきちんととり、腹八分目で規則正しい食事を実践してみてください。

脳過敏症には和食が安心！

海のものは、頭痛予防成分がたっぷり

魚介類、大豆、大豆製品には、脳の興奮を鎮めるマグネシウムやビタミンB_2が豊富。いずれも片頭痛の頻度を減らす作用が期待できます。

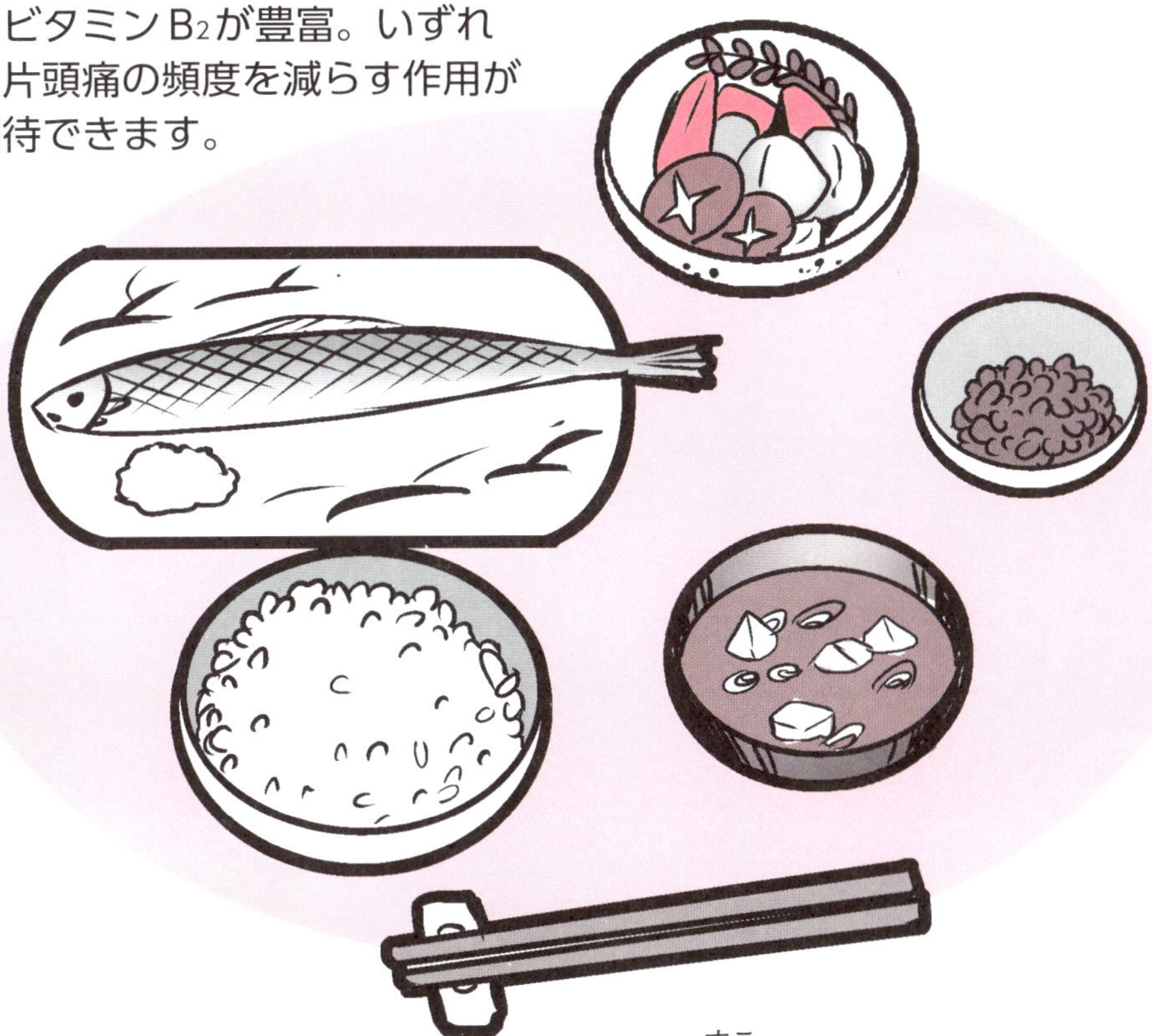

食物繊維が血管を健《すこ》やかに

野菜、いも類、豆類などには食物繊維が豊富。食物繊維は、血糖値やコレステロール値を低下させ、血管を健やかに保つ効果が期待できます。

喫煙や飲酒 ダイエットにも注意が必要です

嗜好品についても注意したいアイテムがいくつかあります。いちばんの悪玉は喫煙です。たばこのにおいが脳の神経を刺激するのですが、たばこの煙が鼻の奥にある神経も刺激して興奮させてしまうのです。自分で吸わないことはもちろんですが、家族にも遠慮してもらうほうがよいでしょう。また、職場などでも注意が必要です。

「酒は百薬の長」といわれるように、適量を守れば血行を促進し、緊張感をやわらげます。つまり、アルコールにも血管拡張作用があるため、緊張型頭痛にはよい働きをしますが、片頭痛や群発頭痛、さらに脳過敏による耳鳴りやめまいなどの諸症状には逆効果なのです。

入浴もここではおすすめできません。片頭痛が起こっているときに湯船につかるのは、絶対にやめてください。シャワーやホットタオルを使って対応しましょう。

また、ダイエットによって過度の空腹状態になるのもよくありません。低血糖は血管の拡張を促進してしまいます。無理のないダイエットを行ってください。

嗜好品は極力控える

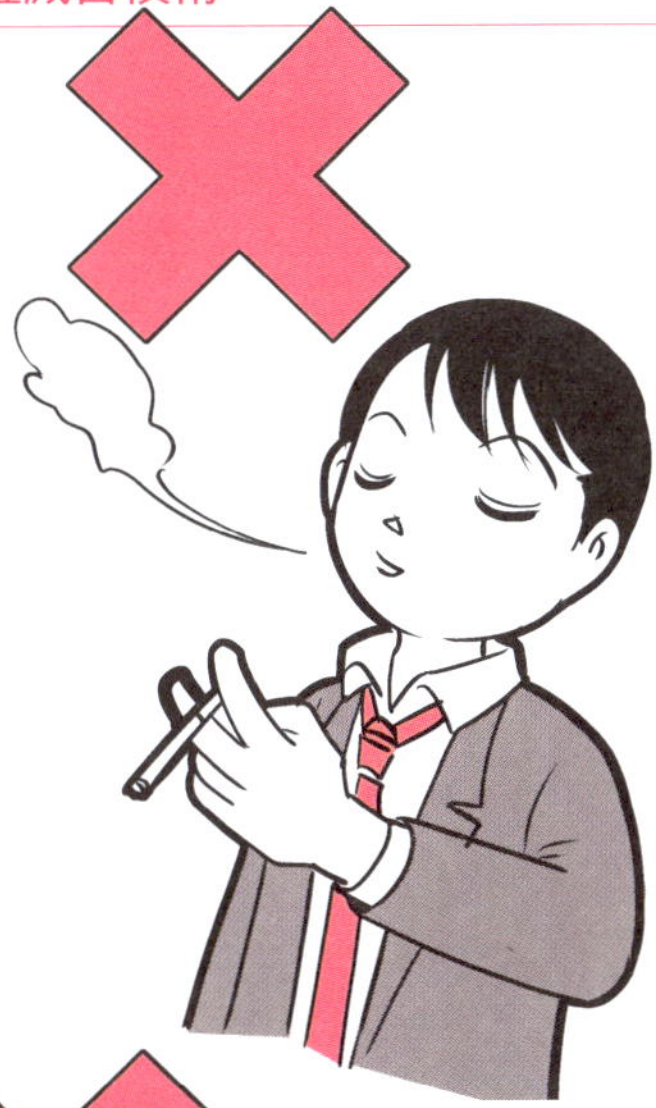

いちばんの悪いのは、喫煙

片頭痛や群発頭痛の人は、禁煙するのはもちろん、喫煙者に近寄らないほうが身のため！

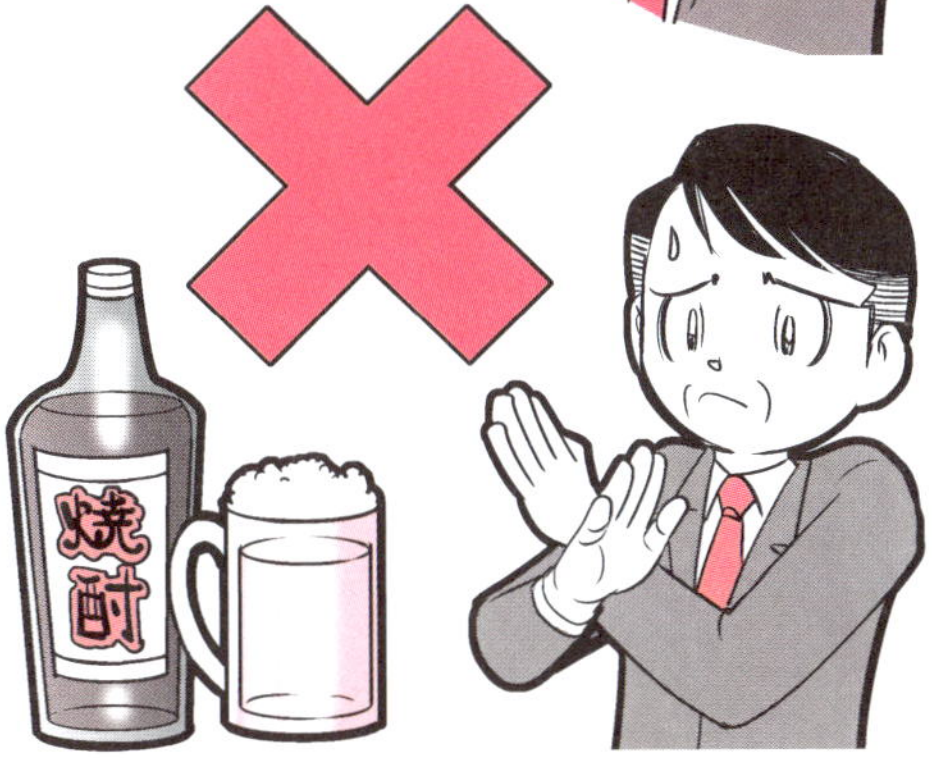

アルコールは控える

飲酒は頭痛を誘発したり、症状を悪化させたりします。とくに群発頭痛の人は、群発期は禁酒が鉄則。逆に少量の飲酒は緊張型頭痛をやわらげます。

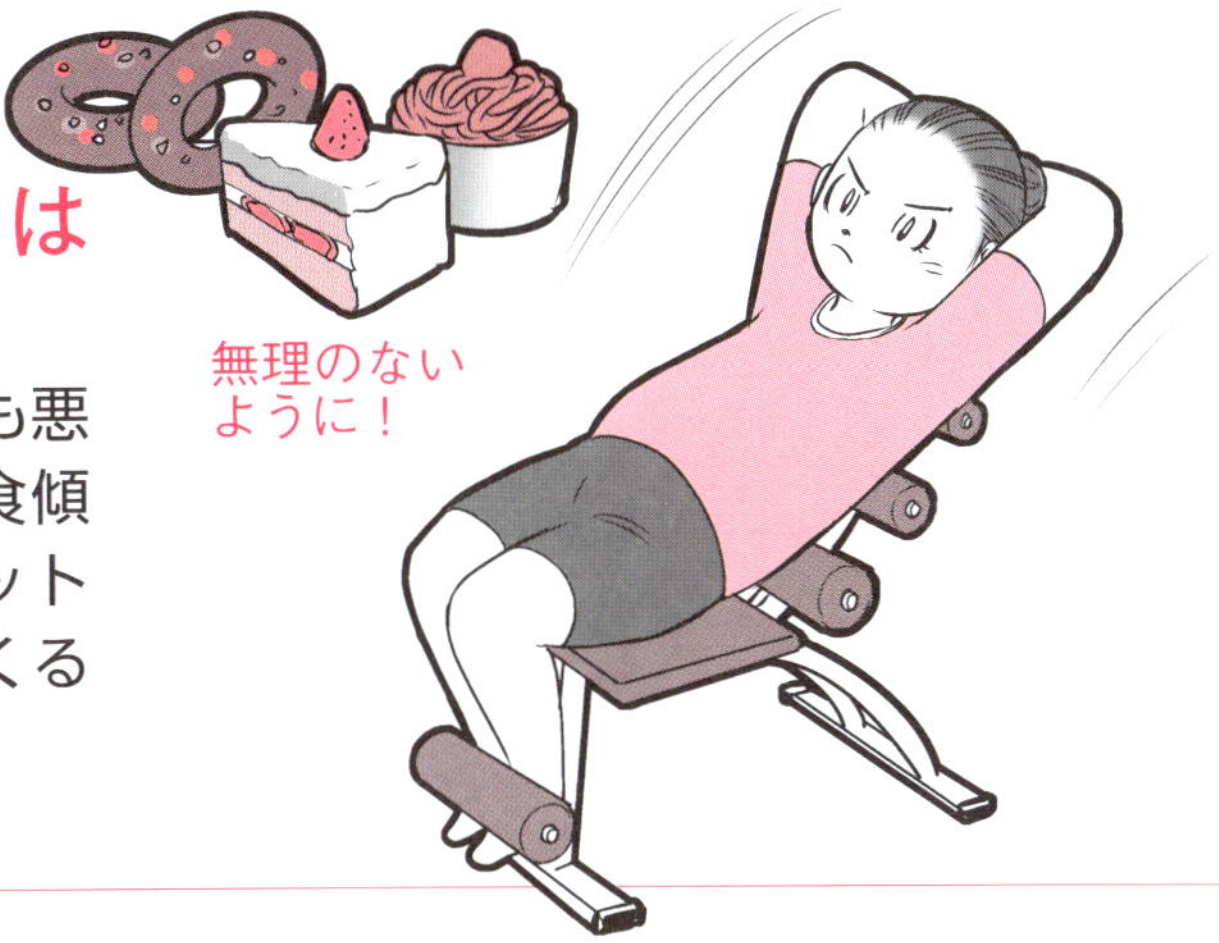

過度のダイエットは要注意

“片頭痛女子”は、よくも悪くも食いしん坊で、過食傾向に陥りがち。ダイエットを行い、空腹状態をつくると頭痛の引き金に。

脳過敏症候群のもととなる頭痛

もとにある頭痛タイプ	症状	対処法
片頭痛	●頭の片側（両側のこともある）が痛む ●体を動かすと痛みが増す ●痛みがひどくなると寝込んでしまう ●日常生活に支障をきたす ●光が気になる（光過敏） ●音が気になる（音過敏） ●においが気になる（におい過敏） ●閃輝暗点《せんきあんてん》（視覚前兆）を伴う場合がある ●肩こりが予兆として起こる ●吐き気、嘔吐 ●発作は数時間〜３日間	●患部を冷やし、暗い部屋で安静にする。寝るのがいちばん ●発作時は体を温める入浴は避け、シャワーにする ●痛くなりはじめたとき、コーヒーなどのカフェインを飲むと楽になることもある。ただし、飲みすぎは逆効果 ●強い光、騒音、人込みは避ける ●ワインやオリーブオイルなどのポリフェノール、柑橘類、チーズ、チョコレートなどを控える
群発頭痛	●痛みは片側に限定される ●側頭部が痛む ●眼窩《がんか》（眼球の入っているくぼみ）やその上部が痛む ●前頭部や顔面に汗をかく ●涙が出る ●結膜が充血する ●まぶたが腫れる ●鼻が詰まる、鼻水が出る ●発作は１〜２時間	●発作が過ぎれば自然に治まり、後遺症はない ●発作期間中は、アルコールは厳禁
緊張型頭痛	●頭の両側が痛い ●圧迫感、緊張感、重苦しさがある	●パソコンによるデスクワークで、長時間にわたって同じ姿勢をとらない。とくにうつむき姿勢は要注意 ●仕事の合間に、深呼吸やストレッチなどを行い、緊張した筋肉をほぐす ●入浴やマッサージなどで体を温めて血流改善

第4章

今すぐできる！
耳が原因で起こるめまい、耳鳴り、頭痛軽減習慣術

耳が原因で起こる、めまい、耳鳴り、頭痛のメカニズムを解説して、
症状を抑えたり軽減させる方法を紹介いたします。
それらを実践することで快適な日常生活が送れます。

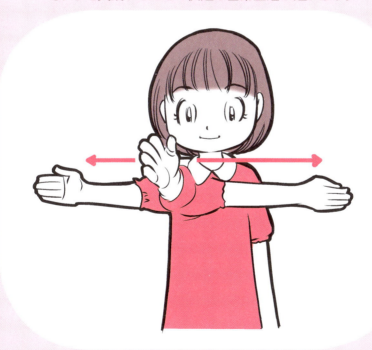

音の正体は単なる空気の振動 外耳、中耳、内耳を経て大脳が認識する

慢性的なめまい、耳鳴りを理解するうえで、耳のはたらきと構造を知ることは重要です。耳には大きくわけて「音を聞く」と「体のバランスを保つ（＊）」というはたらきがあります。耳は、外耳、中耳、内耳の３つの部分に分かれています。外耳と中耳は、外から入って来た音を内耳に伝えるはたらきをしています。その音を内耳の「蝸牛《かぎゅう》」と呼ばれる部分で感じ取り、電気的な信号に変換されたあと、蝸牛神経を経て脳に伝えられます。音は、単なる空気の振動です。その音をとらえるとき、まず耳介《じかい》が音を集め、外耳道で共鳴させながら聞き取りやすくして、鼓膜《こまく》に伝えています。鼓膜に伝わってきた音を耳小骨でさらに増幅し、内耳にある蝸牛に達するときには、最初に耳介で集音されたときに比べ、およそ20倍にも増幅された音になっています。

空気の振動を音として伝える外耳から中耳までの経路を「伝音系」といいます。最終的に空気の振動を音として認識し、高い～低い、大きい～小さい、美しい音色～騒音かを判断するのは、大脳の聴神経の役割です。

＊**体のバランス**：平衡感覚、視覚、体性感覚の３つで保たれている。

耳の構造

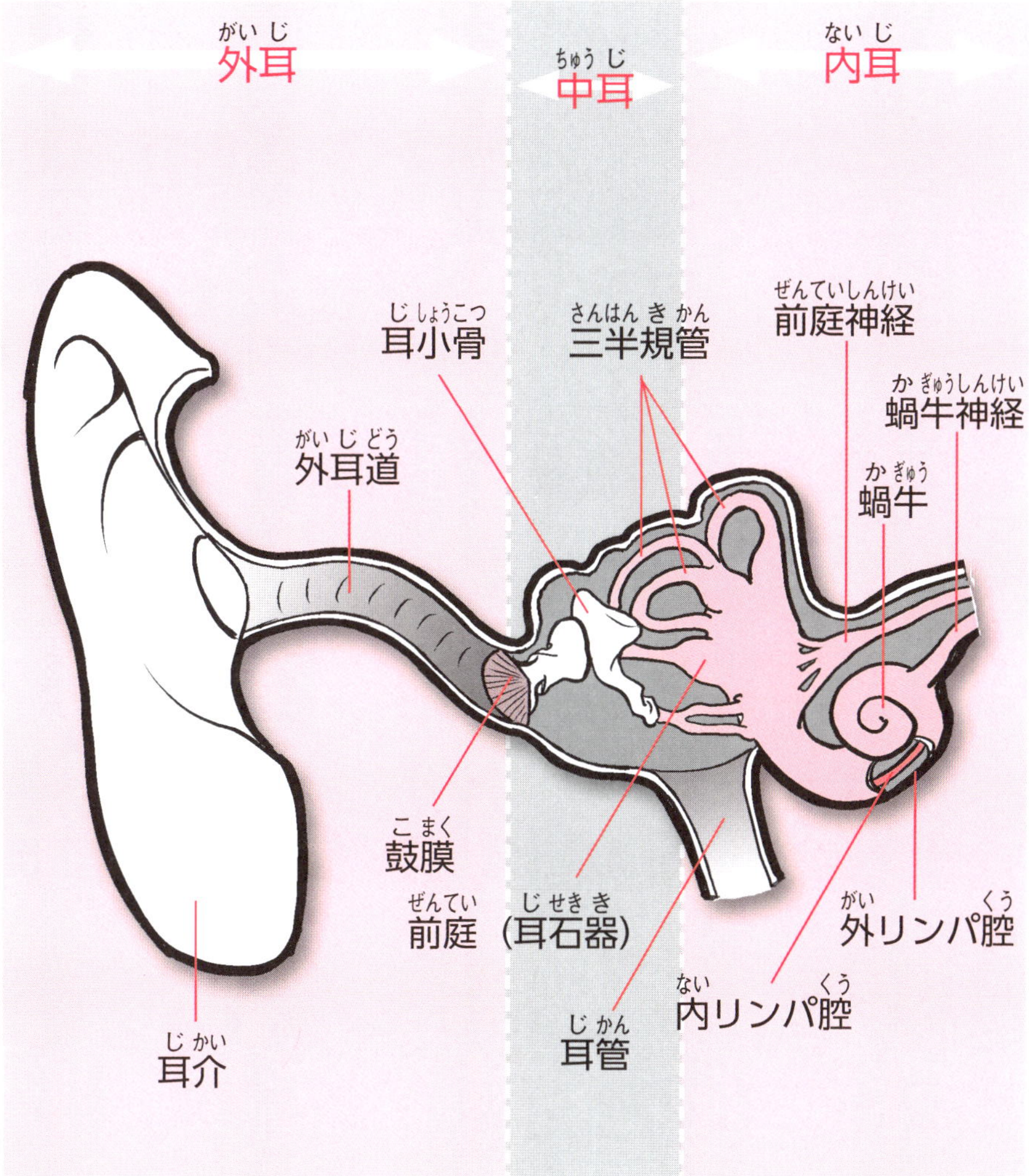

外耳と中耳は、外から入ってきた音を内耳に伝えるはたらきをしています。

内耳にある三半規管と耳石器が、体の平衡感覚を保つはたらきをする

体のバランスを保つ平衡感覚に深くかかわっている器官は、内耳にある「三半規管」と「耳石器」です。体がどれほどのスピードで、どの方向に向かって動いているか、体がどのくらい傾いているか、などの情報を感知しています。

三半規管は、外側《がいそく》半規管、前半規管、後半規管という3つの半規管の総称です。この3つの半規管によって、人間は3次元空間を感知できるのです。具体的には、外側半規管が水平回転、前半規管と後半規管が垂直回転を感知します。三半規管はリンパ液で満たされていて、頭や体が動くと内部の液体が流れます。それを三半規管にある感覚細胞が情報としてとらえます。

耳石器は、炭酸カルシウムでできた2つの小さな結晶（耳石）で構成されています。体が傾くと耳石がずれて、隣接する感覚細胞が情報としてとらえます。

三半規管と耳石器で得られた情報は、前庭神経を通り、脳幹や小脳へ伝えられます。最終的には、小脳が平衡感覚を調整し、体のバランスを保つ指令を出しています。

三半規管と耳石器のしくみ

三半規管と耳石器の感覚細胞がとらえた平衡感覚の情報は、前庭神経を通って脳に伝えられる。

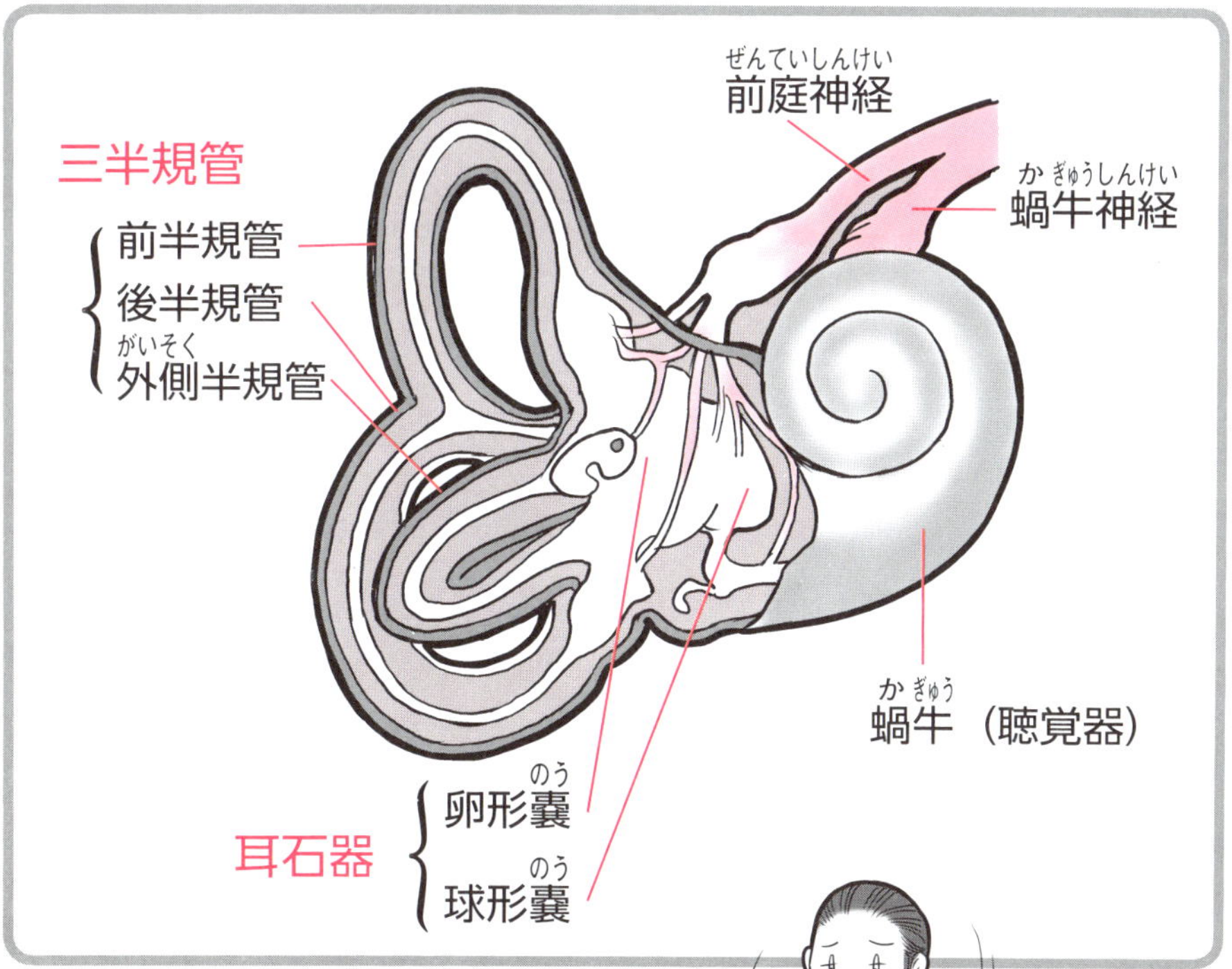

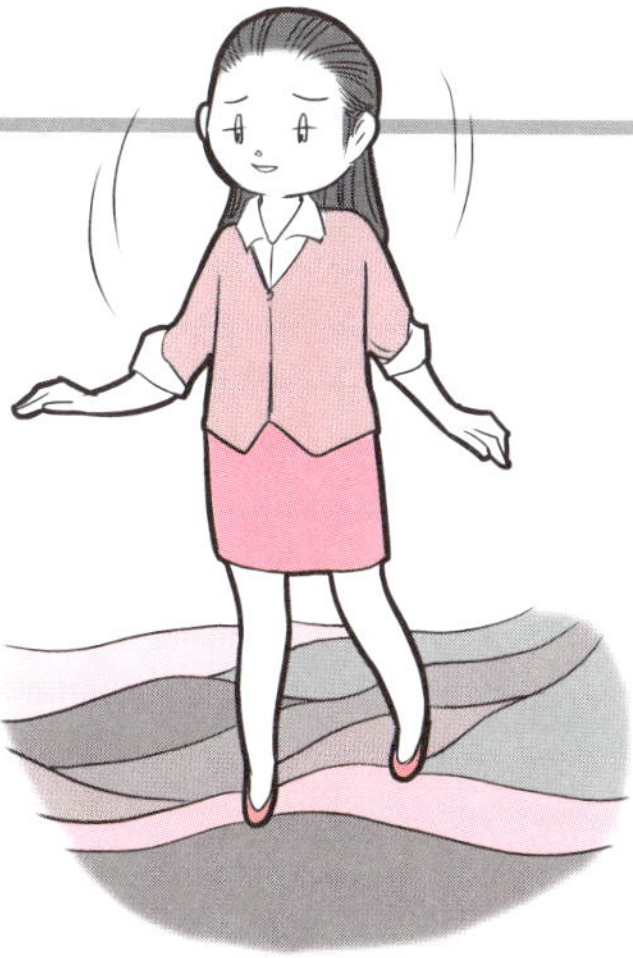

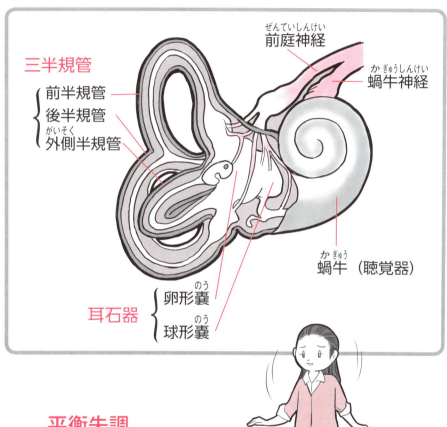

平衡失調

内耳や脳幹、小脳の前庭神経になんらかの障害が起きると、平衡感覚が保てず、左右に揺れるようなめまいを感じる。

平衡感覚と聴覚の神経は隣同士にあるため、「めまい」と「耳鳴り」は同時に起こりやすい

では、めまい、耳鳴り、難聴はなぜ起こるのでしょう。

中耳では、鼓膜《こまく》などの炎症、鼓膜や耳小骨とつながっている筋肉のけいれん、中耳付近の血管の血流障害などが原因となります。

蝸牛《かぎゅう》など内耳にある複雑な器官は、デリケートで障害が生じやすいといえます。突発性難聴やメニエール病など聞き覚えのある病気は、内耳で起きた障害が原因です。老人性難聴や騒音性難聴の回復が見込めないのは、内耳の感覚細胞は一度障害されると修復されないためです。

また、内耳が正確に情報をとらえていても、前庭神経に異常があると、めまいの原因になります。前庭神経炎、ラムゼイ・ハント症候群、初期の聴神経腫瘍などがこれにあたります。このように耳の器官の障害によるめまいは、耳鳴りを伴うケースが多くなります。それは、平衡感覚をつかさどる前庭神経と、聴覚をつかさどる蝸牛神経が隣同士にあり、一方に障害が起きるともう一方に影響を与えやすいからです。

部位別によるめまい、耳鳴り、難聴の原因

部位		症状	可能性のある病気
耳	外耳	耳垢《じこう》（耳あか）、異物、炎症	耳垢栓塞、外耳道炎、外耳道狭窄（異物混入）など
	中耳	炎症、血流障害、貯溜液、腫瘍、筋肉のけいれん	滲出《しんしゅつ》性中耳炎、慢性中耳炎、耳硬化症、耳管狭窄症、耳管開放症、外傷性鼓膜穿孔など
	内耳	炎症、血流障害、内耳圧増加、リンパ組成の変化	メニエール病、遅発性内リンパ水腫、内耳炎、騒音性難聴、老人性難聴、音響外傷、薬剤性障害など
	耳管	炎症	耳管狭窄症
聴神経		炎症、腫瘍、外傷	聴神経腫瘍、ラムゼイ・ハント症候群など
脳		腫瘍、血流障害、外傷	脳血管障害、脳腫瘍など
全身性		血圧の変化、血流障害、自律神経異常、加齢、ホルモン分泌異常など	糖尿病、高血圧、低血圧、動脈硬化、脂質異常症、腎臓病、更年期障害、自律神経失調症など
心の病気		精神的影響	うつ病、パニック障害、心身症など

体のリズムを崩さないよう、とくに就寝時間には気をつける

頭痛、めまい、耳鳴りの悩みがある人には、睡眠障害を抱えている人もいます。その原因には、仕事や家庭生活での心配事やストレス、あるいは「今夜も眠れないのではないか」と、眠れないことや眠ること自体がプレッシャーになっているといった心理的な面もあります。

また、夜昼交代制のシフト勤務や時差勤務、夜遅くまで起きていることで、生活リズムが乱れます。人間の体には、日が昇って明るくなると目覚め、日が落ちて暗くなると眠るという「体内時計」が備わっています。しかし、生活リズムが乱れると、体がそのリズムに順応できなくなり、体内時計に狂いが生じて不眠になってしまいます。

生活リズムが崩れると、自律神経のバランスが乱れて、頭痛、めまい、耳鳴りが生じやすくなるのです。言い換えれば、頭痛、めまい、耳鳴りがはじまったら、生活が乱れていないか、生活習慣を見直すのもよいでしょう。つまり、頭痛、めまい、耳鳴りは、健康のバロメーターといえるのです。

睡眠障害を改善する６つの方法

1 睡眠時間は８時間にこだわらない。
日中の眠気で困らなければＯＫ

2 就寝４時間前以降のカフェイン、
就寝１時間前以降の喫煙を避ける

3 眠くなってから床に就く、
起床時間にこだわらない

4 毎日、同じ時刻に起床

5 朝起きたら太陽の光を浴び、
体内時計をスイッチオン

6 規則正しい３度の食事、
規則的な運動習慣

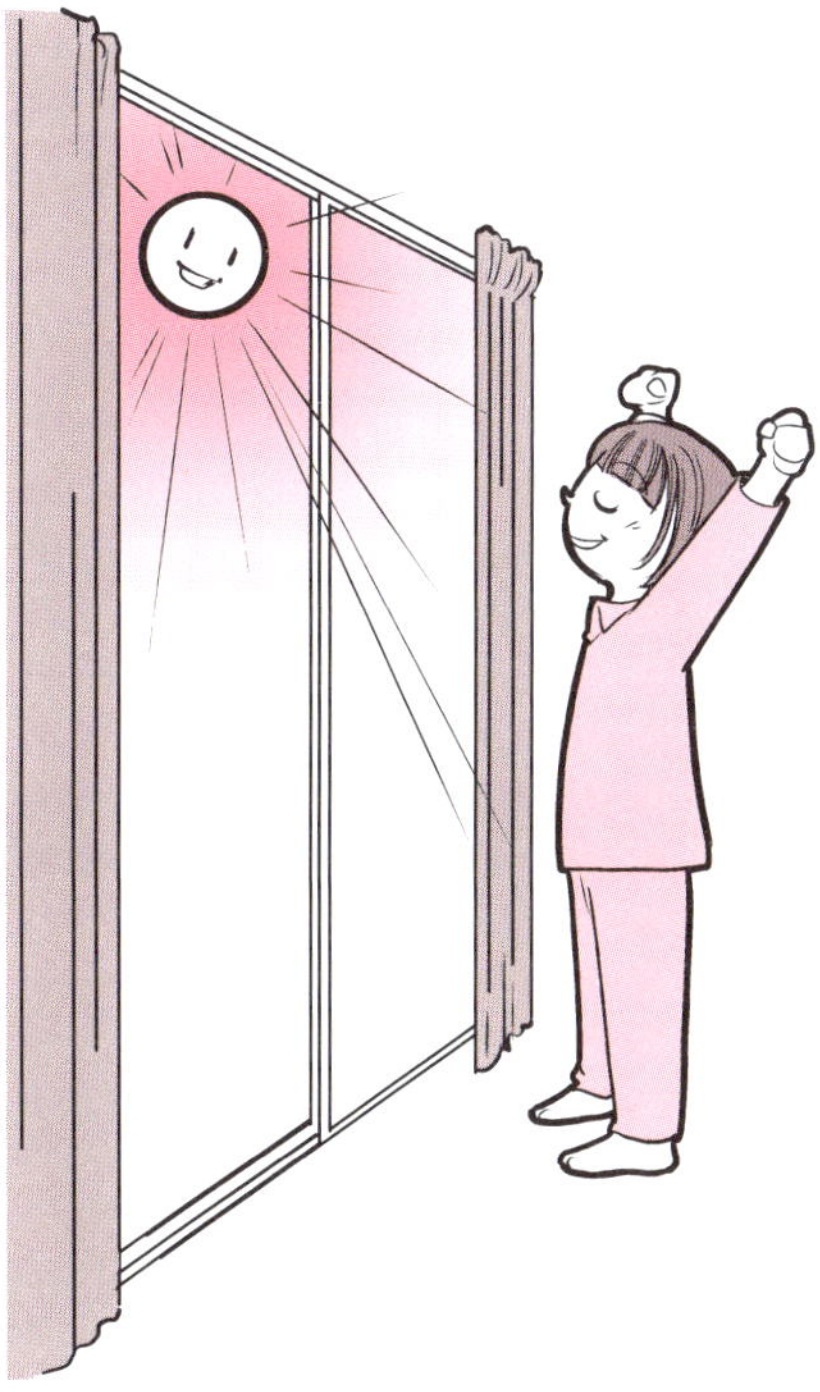

眠りを促すメラトニンというホルモンは光を浴びてから約16時間後に分泌されるため、夜になると自然と眠くなる。

ストレスをためない生活、休日は積極的に活動しよう

ストレスは〝万病のもと〟といわれていますが、とくに、頭痛、めまい、耳鳴りの大敵といえます。

ストレスは、日常生活の中のプレッシャーやそれを受けたときの感覚で、自分が気づかないうちにたまるものです。仕事が忙しい、人づきあいでトラブルがあったなど、ストレスは日常生活にあふれています。

現代社会ではストレスをなくすことを考えるよりも、ストレスを上手に発散することが大切なのです。

いちばんよいのは、夢中になれる趣味を持つことです。ストレスをためやすい人は、趣味が少ないという報告もあります。スポーツ、音楽、料理、旅行、映画、編み物…など、積極的に楽しみをみつけて、気分をリフレッシュするようにしましょう。

日々のストレスに困ったら、次ページに紹介する「3つのR」にトライしてみましょう。この行動は、いずれも意識して行ってください。

ストレスを減らす「3つのR」

レクリエーション（趣味、娯楽）

仕事以外で夢中になれる趣味や、五感をフルに使える娯楽を楽しみましょう。

レスト（休養、睡眠）

自己防衛のためにも、ストレスから距離をおきます。「休めるときに休む」という、オンとオフを切り替えることがコツ。

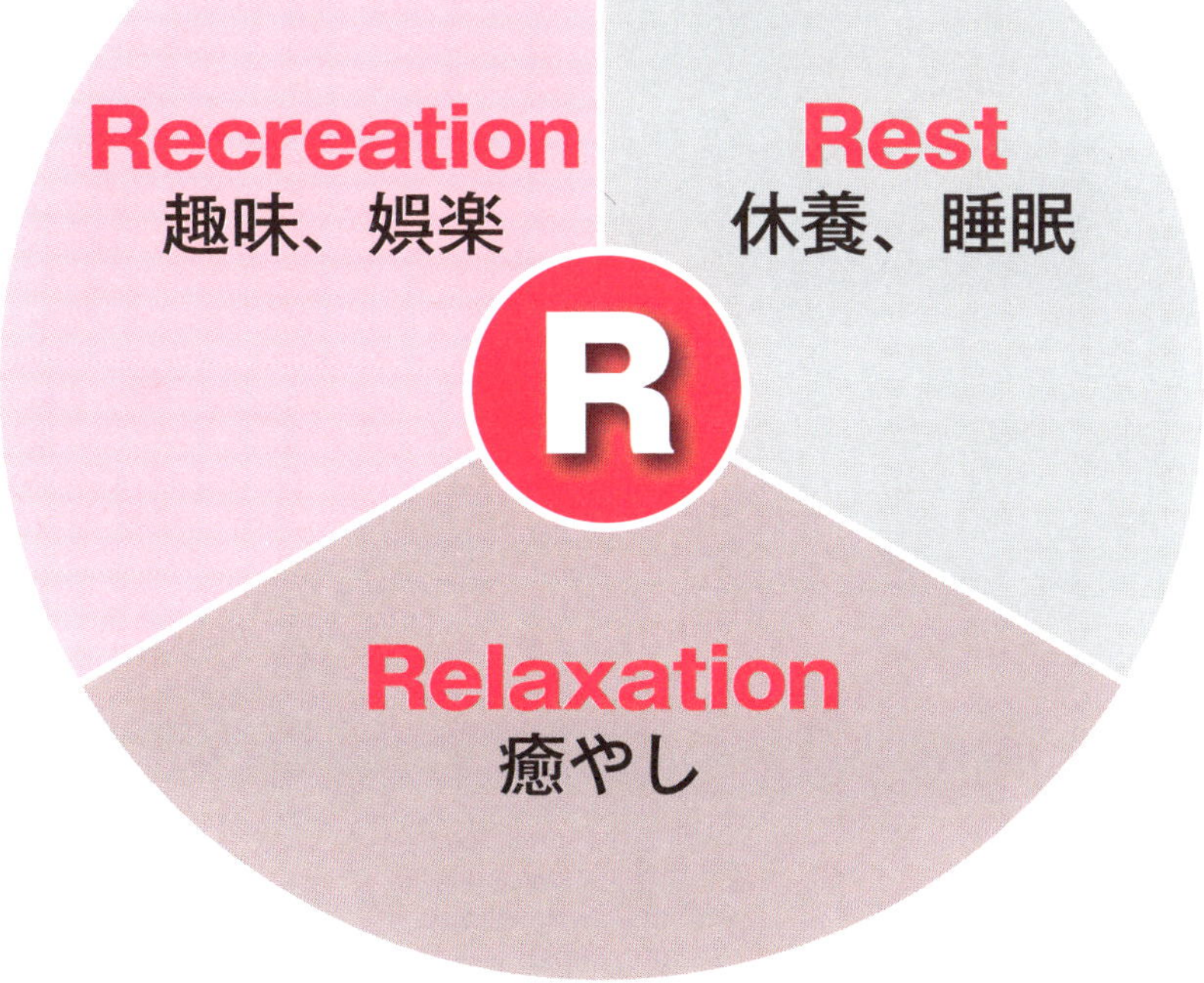

リラクセーション（癒やし）

心と体を解放し、ゆったりした時間を持つことが大切。自律神経などを整える効果のある「呼吸法」もリラクセーションのひとつです。

入浴、耳温め、体を温めて血流改善すると頭痛、めまい、耳鳴り、不眠症などに効果的

耳に原因がある頭痛、めまい、耳鳴りは、体を温めて血流をよくすることが基本です。内耳器官への血流改善が、不快症状の軽減につながるからです。

血流をよくして新陳代謝を高める代表格は、入浴です。入浴は血流をよくするばかりでなく、ストレス解消、疲労回復、睡眠不足解消にもつながります。血流改善のためには、38～40度程度のぬるめのお湯での半身浴が最適です。このとき、上半身が冷えないように、肩にお湯で温めたタオルをかけておきましょう。ただし、入浴中の事故は、思わぬケガにつながります。ゆっくりした動作を心がけるようにしてください。また、冬場の急激な温度差は要注意です。脱衣所や浴室は暖かくしておきましょう。

言語、記憶、聴覚をつかさどる側頭葉は、脳の中でも血流障害を起こしやすい器官です。耳を温めることで血流低下を防止することができます。この耳温めは、不眠症やうつ病にも効果が認められています。ただし、頭痛時、とくに片頭痛の発作時には血管が広がってしまい、症状が悪化するので避けましょう。

耳温めの４つのやり方

湯たんぽ

小型でやわらかい素材の湯たんぽをテーブルに置き、耳を下にして顔の側面を当てます。左右５～10分ずつ温めます。

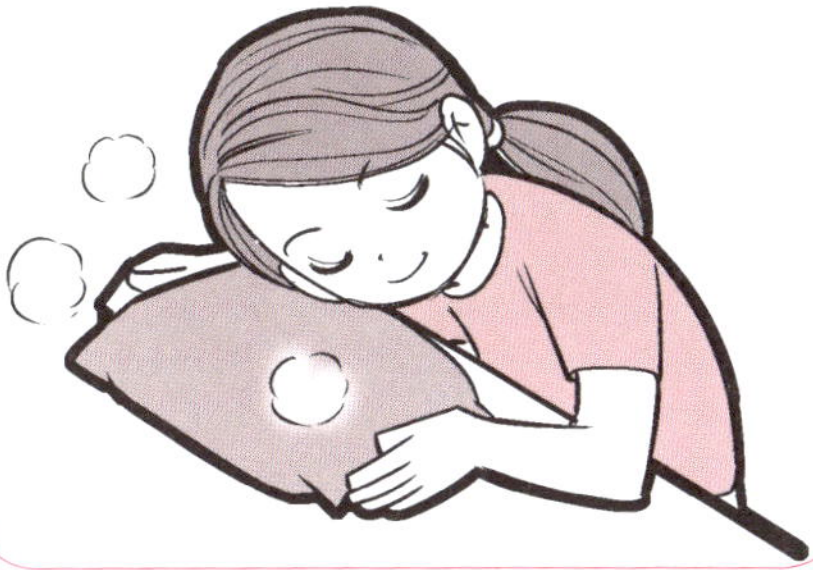

ドライヤー

耳から10cmほど離して、弱～中の温風を「少し熱い」と感じるまで当てます。ただし、やけどには注意！

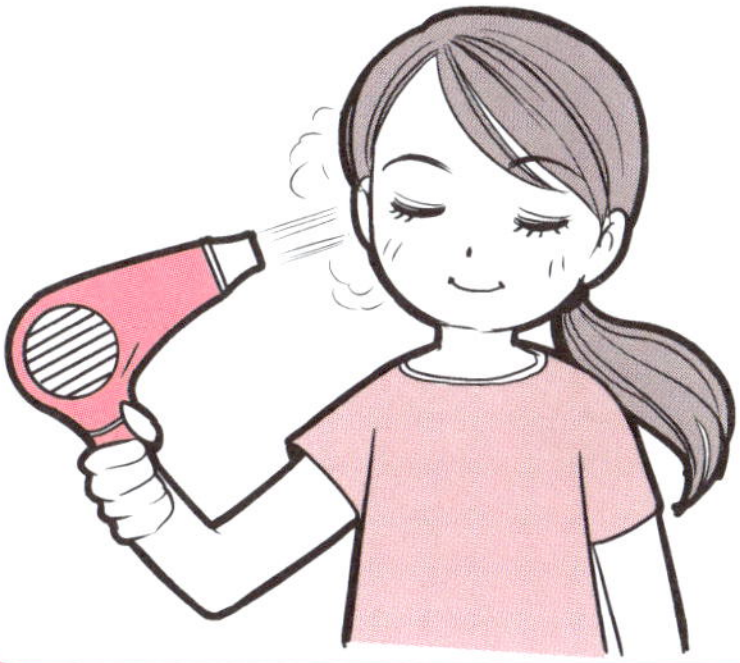

使い捨てカイロ

耳の表側と裏側にカイロを当てます。左右２～３分ずつ温めます。

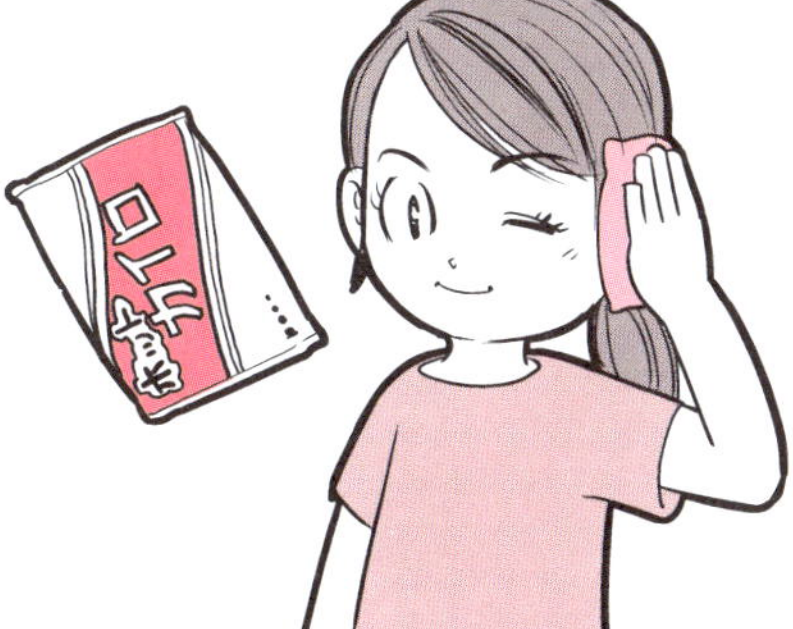

マッサージ

両手で耳をもみほぐし、耳が温かく感じるまでマッサージを続けます。

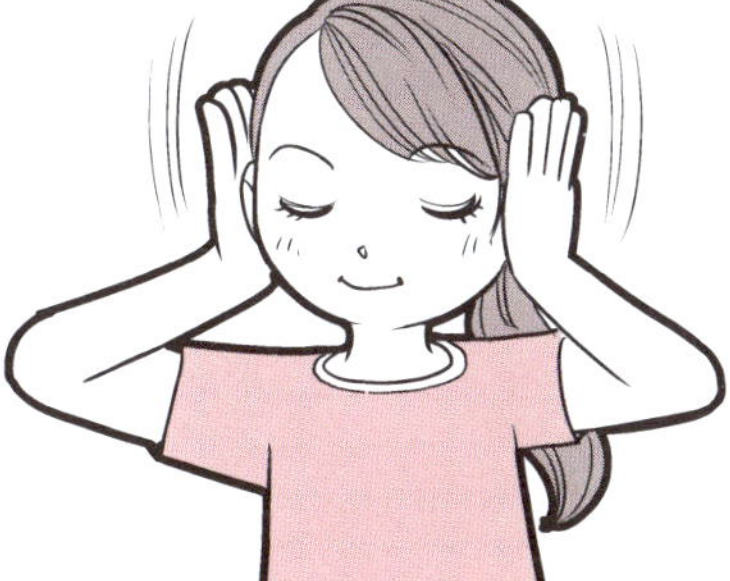

心身の緊張をほぐす首と肩のストレッチ

頭痛、めまい、耳鳴りなどを改善するには、血流を促進する軽い有酸素運動が効果的です。不快症状があると、健康によいとわかっていても運動そのものを行うのが不安になることがあるかもしれません。しかし、少しずつ体を慣らしていきましょう。

有酸素運動の代表格は、ウオーキングです。ストレス解消にもつながるので1日30分を目標に挑戦してみてください。そのほか、ストレッチなどもおすすめです。

生活の中に、首、肩、背中などの筋肉の緊張をほぐす運動を取り入れると、緊張型頭痛の緩和に効果的です。また、運動によって首や肩をリラックスさせると、頸部の脊髄を介して三叉神経《さんさしんけい》への刺激入力が軽減され、片頭痛を防ぐ一助となります。

ただし、片頭痛の発作が起きているときは、体を動かすと痛みが悪化するので、運動をしないでください。

次ページから首や肩、背中の筋肉の緊張をゆるめるストレッチを紹介します。日々の生活の中で活用してみてください。

首と肩のストレッチ ①

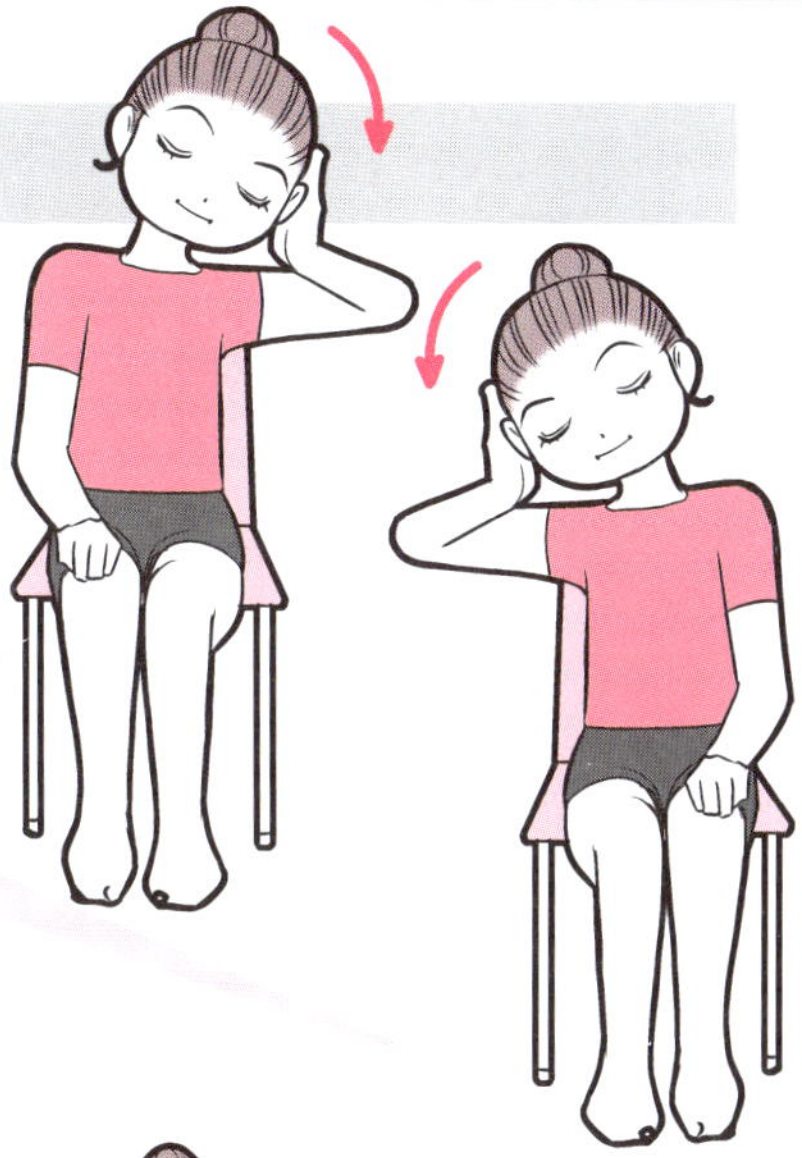

1 いすに座って左手を頭の横に添え、首を左へゆっくり倒す。左手で頭を押し戻すように力を入れて 15 秒キープ。肩の筋肉が伸びるように意識する。

15秒キープ

2 右手に替えて①の動きを繰り返す。①と②を３セット行う。

首と肩のストレッチ ②

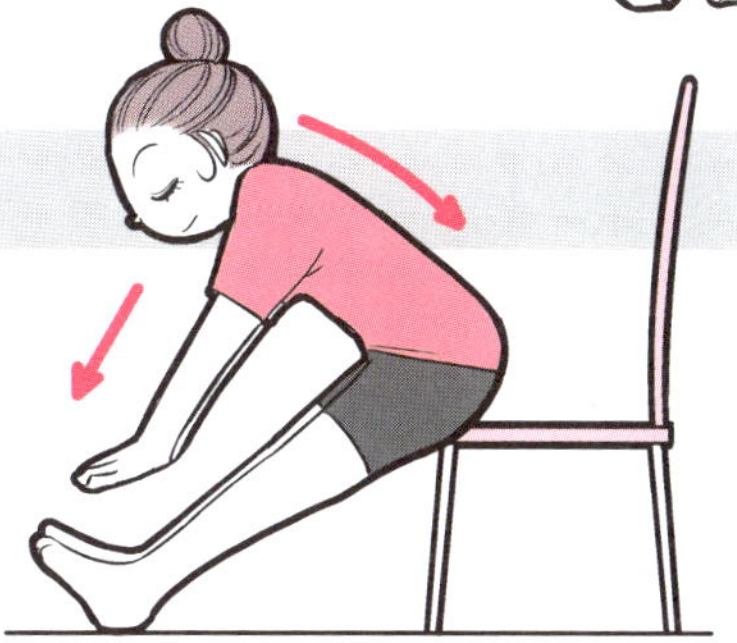

1 足を伸ばし、つま先を見ながら手でつま先をつかむように前屈して 15 秒キープ。首から肩にかけての筋肉を伸ばすように意識する。

伸ばすように15秒キープ

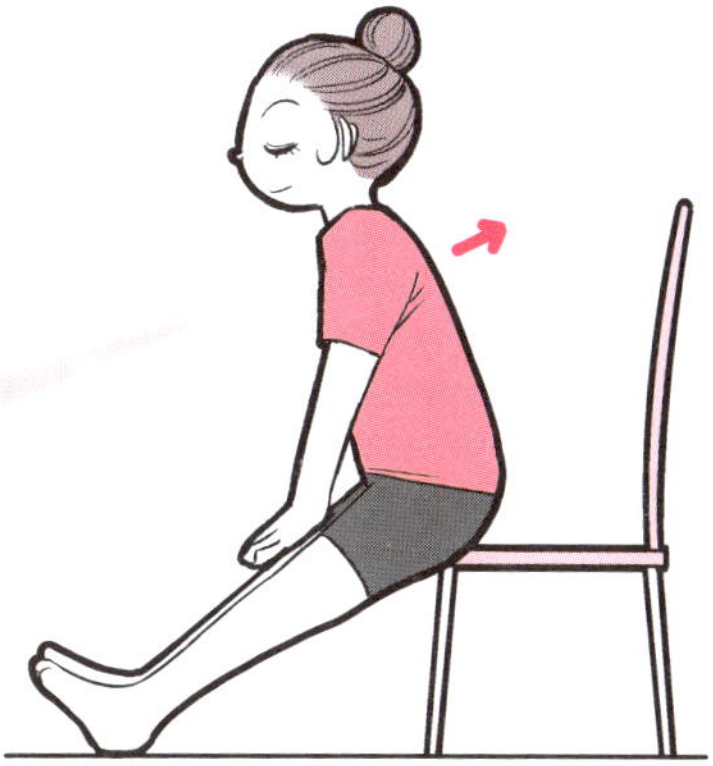

2 そのまま体を起こして 10 秒間リラックス。①と②を３セット行う。

10秒リラックス

上半身のストレッチ

1 背筋を伸ばし、鼻でゆっくりと息を吸いながら両腕を上げる。

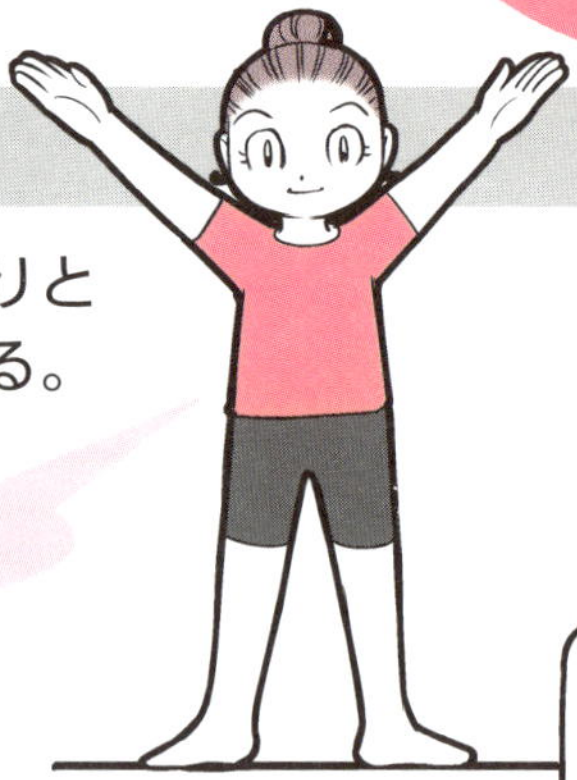

背筋を伸ばす

2 肘《ひじ》を外側に広げるようにして、腕を上に伸ばす。

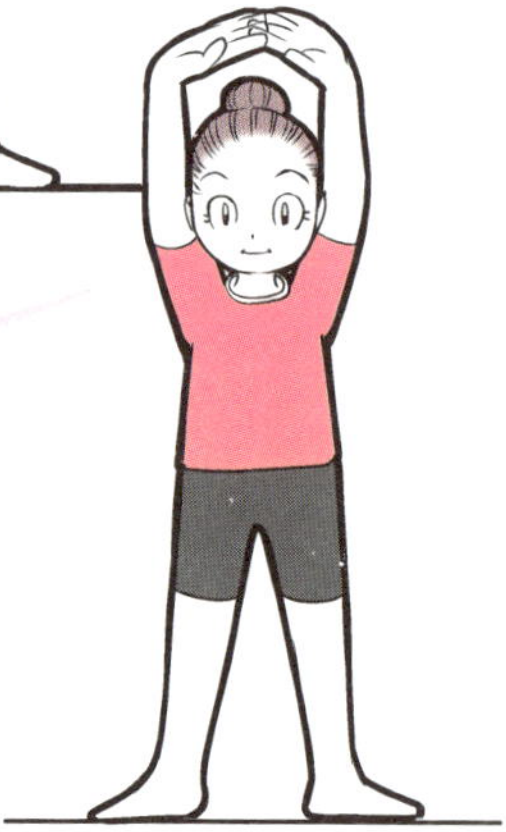

伸ばす肘を外側に

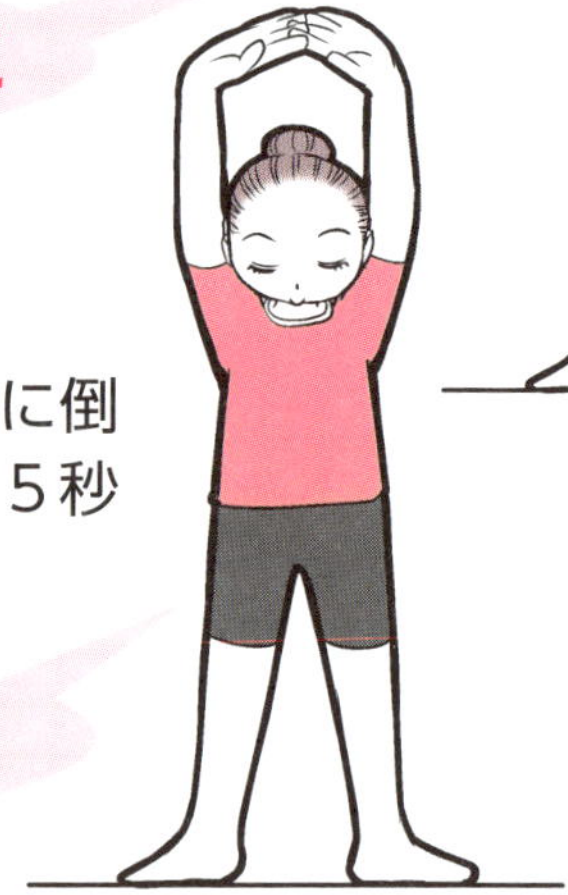

3 両手を伸ばしたまま首を前に倒し、口から息を吐きながら５秒キープ。

5秒キープ

4 鼻から息を吸いながら、ゆっくりと腕を下ろして５秒キープ。

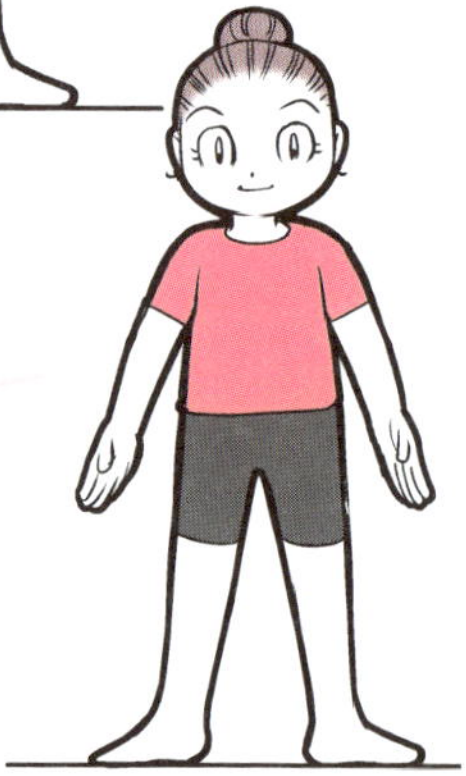

腕を下ろして5秒キープ

下半身のストレッチ

1 背筋を伸ばして立ち、左足を1歩横へ出す。左足のかかとを上げてお尻に力を入れる。ふらつくような、いすなどにつかまりながら行う。

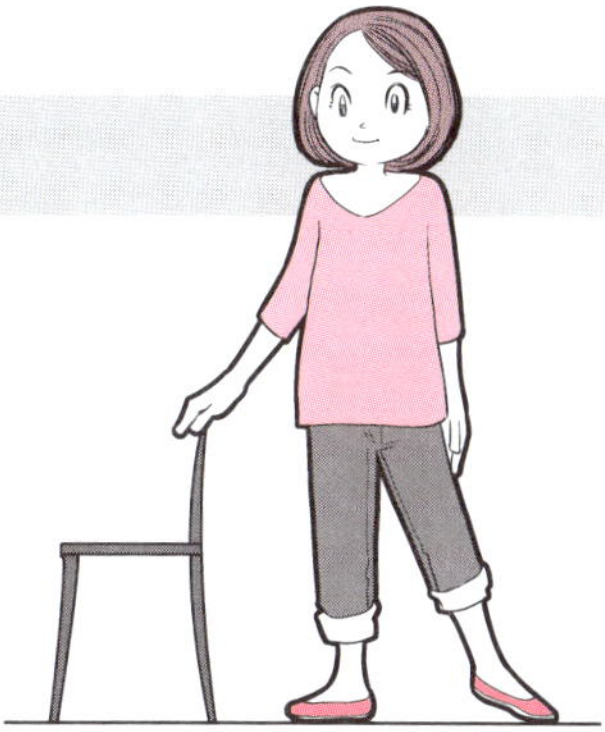

2 かかと上げたまま外側へ向けるようにして足の筋肉を伸ばして10秒キープ。①と②を左右5回ずつ行う。

伸ばして10秒キープ

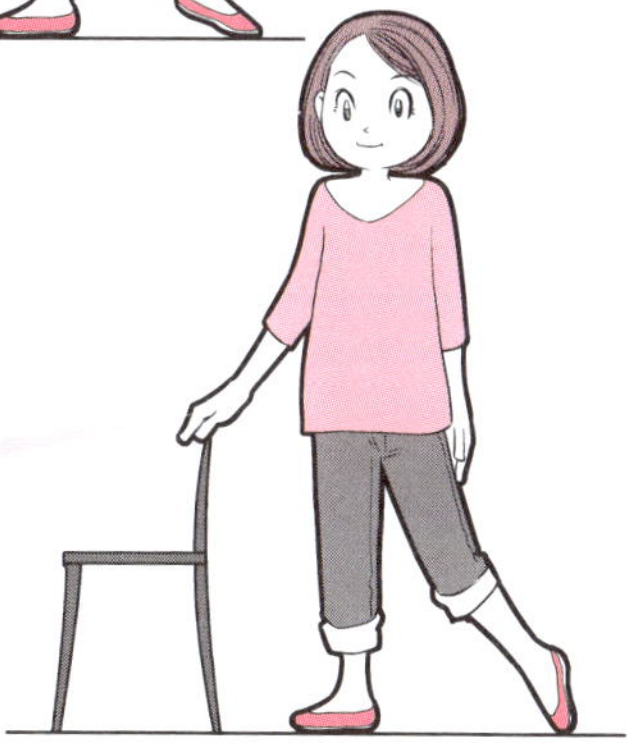

3 かかとを上げて足の反対側に上半身を倒して10秒キープしたあと、腰を伸ばす。

倒して10秒キープ

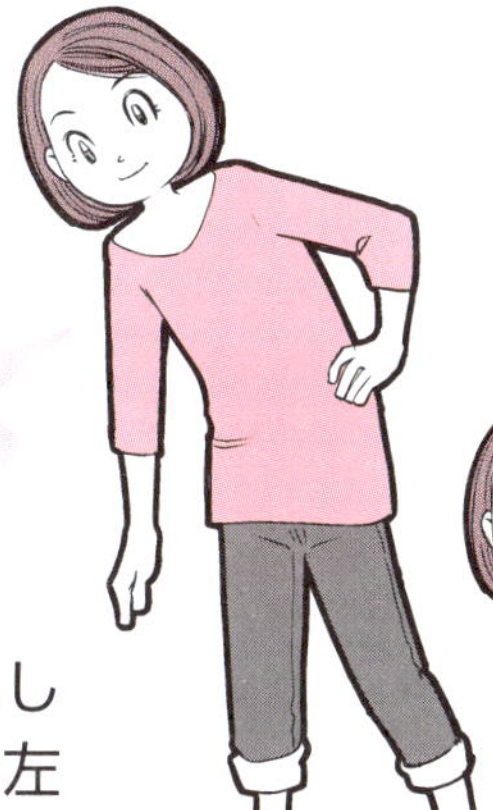

4 ③の姿勢のまま、頭を起こして10秒キープ。③と④を左右5回ずつ行う。

頭を起こして10秒キープ

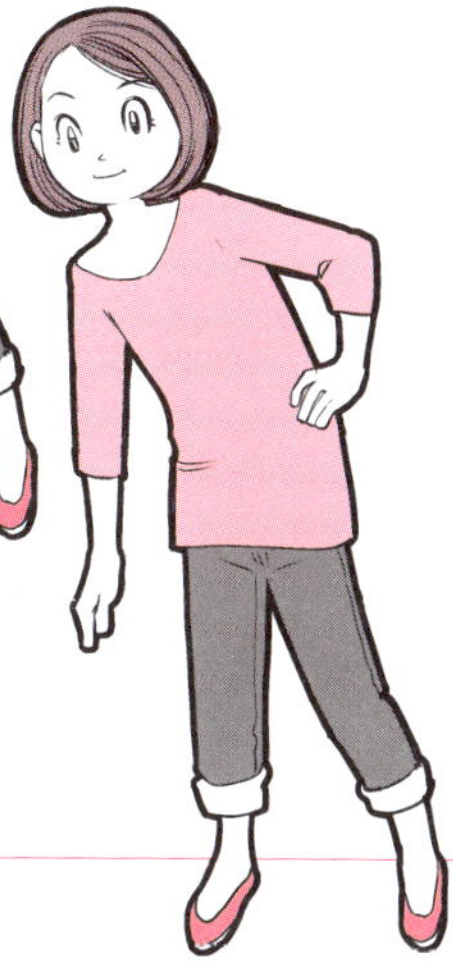

脳や目の平行機能を養う、めまいリハビリ実践法！

平衡機能訓練は、めまいのリハビリテーションとして定評のある運動のひとつです。これは意図的にめまいを起こすことで、脳の平衡機能をよくしようとする訓練で、とても効果があります。早い話が「脳を現状に慣れさせてしまおう」という考え方のもとに行う訓練です。内耳障害で起こるメニエール病、前庭神経炎などに有効です。

めまいの症状が出ているうちに行うのが効果的であるとされています。かつ、できるかぎり早くはじめたほうがよいともいわれます。

次ページから「頭の平衡機能訓練」と「目の平衡機能訓練」を紹介します。安全な場所で、1日1～3回行うとよいでしょう。

いずれも特別な器具などなく行えます。めまいの度合いに合わせて、軽いものからはじめるとよいでしょう。

なお、この運動を行うときは、事前に医師に相談してください。気分が悪くなることもあるので注意が必要です。

頭の平衡機能訓練

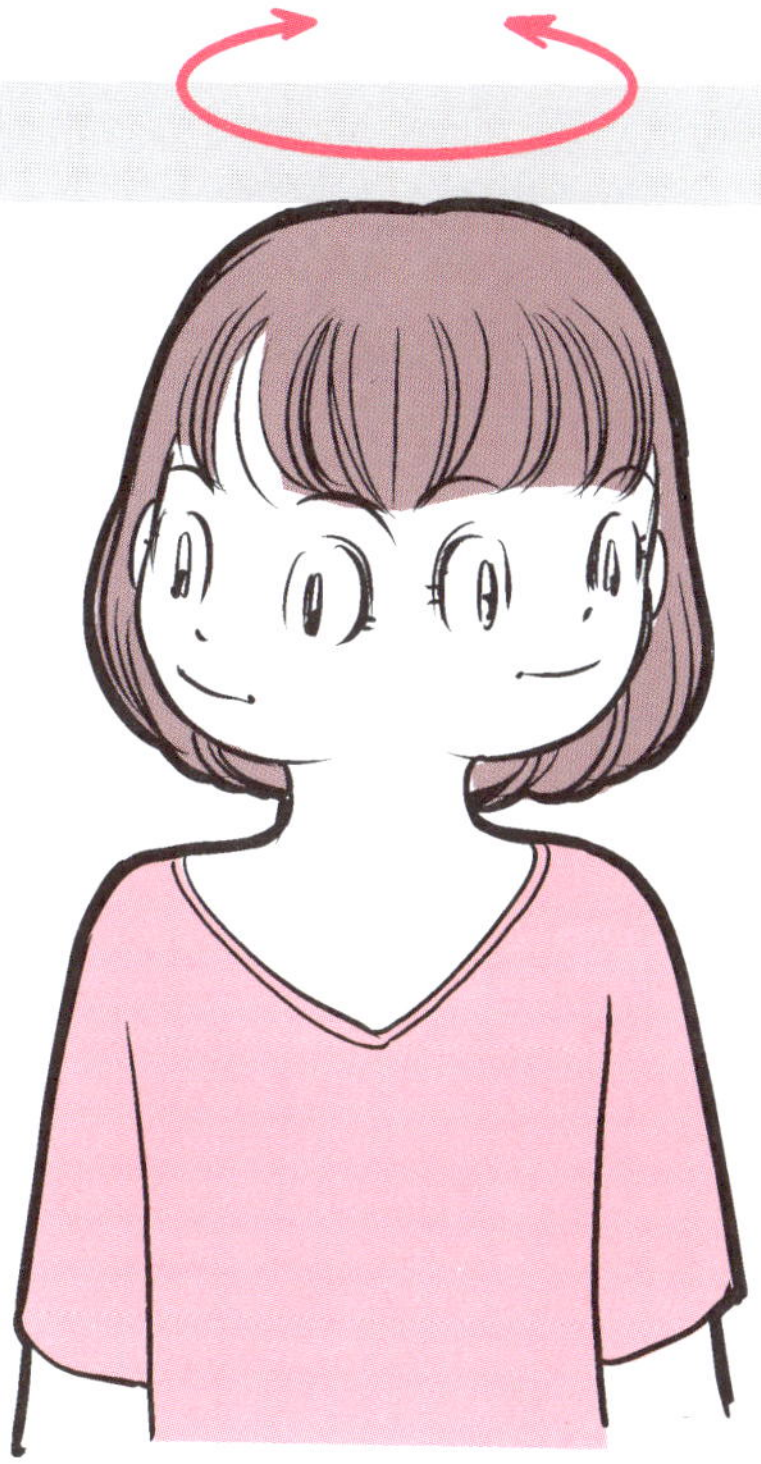

1 目を開けたまま、ゆっくりと首を左右に30回振る。

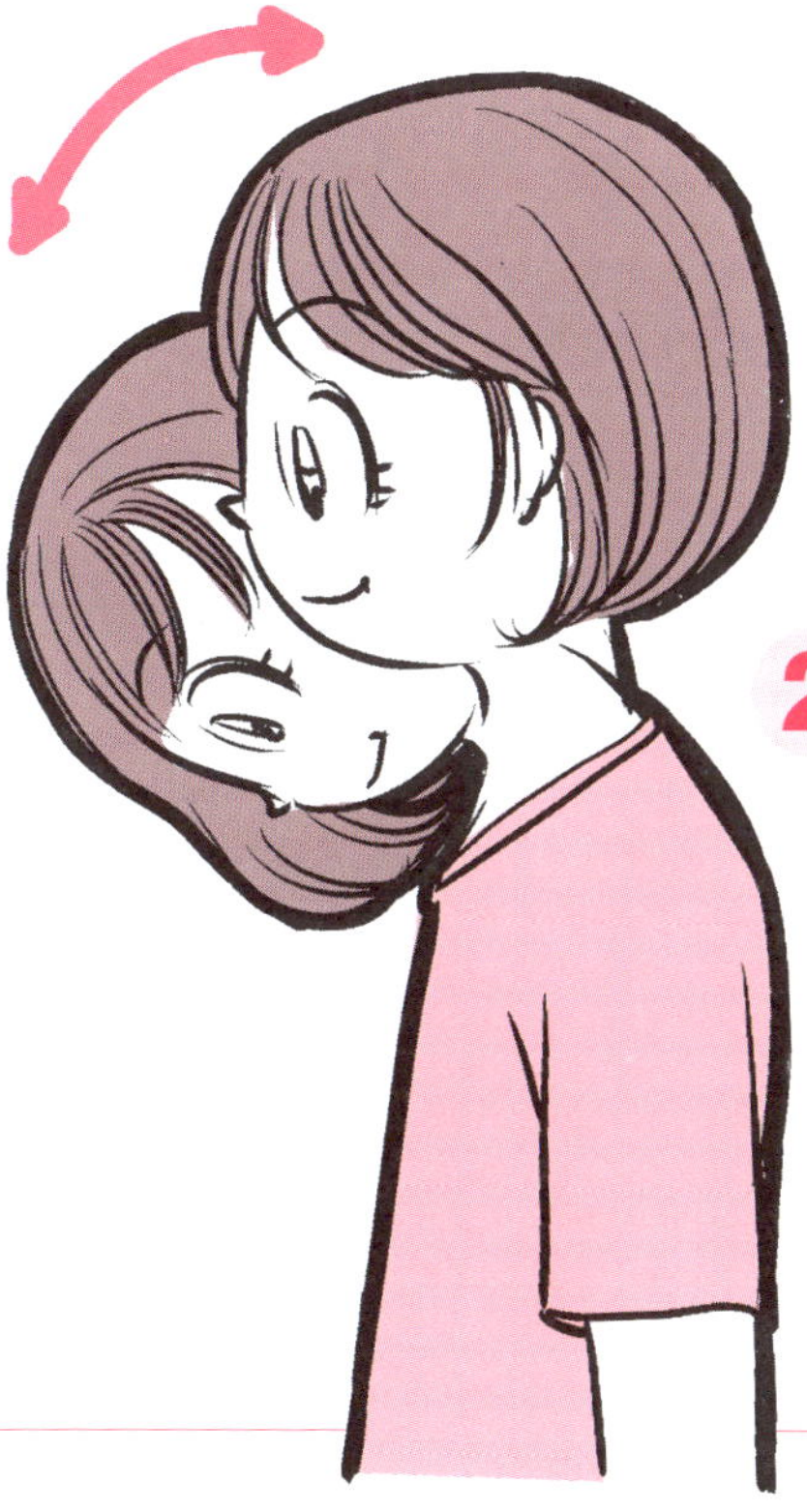

2 目を開けたまま、ゆっくりと首を上下に30回振る。

目の平衡機能訓練

1 1m四方の紙を壁に貼り、上下左右80cmくらいのところに印をつけておく。壁から1m離れて立ち、頭を動かさずに上下の印を交互に30回見る。同様に左右の印を交互に30回見る。

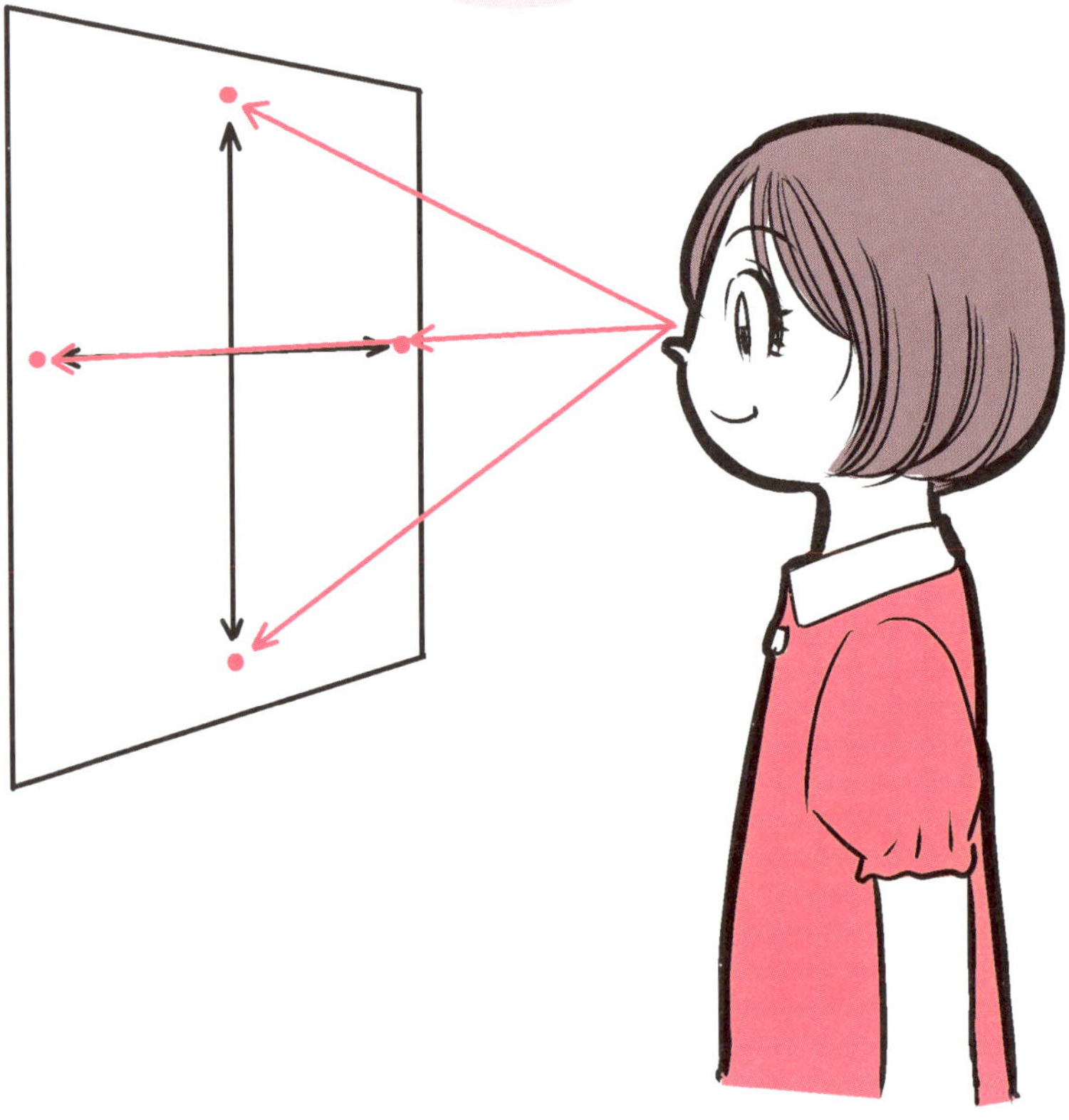

2 片腕を前に伸ばして左右に振り、頭を動かさないようにしながら目で手先を追う。これを左手と右手30回ずつ行う。

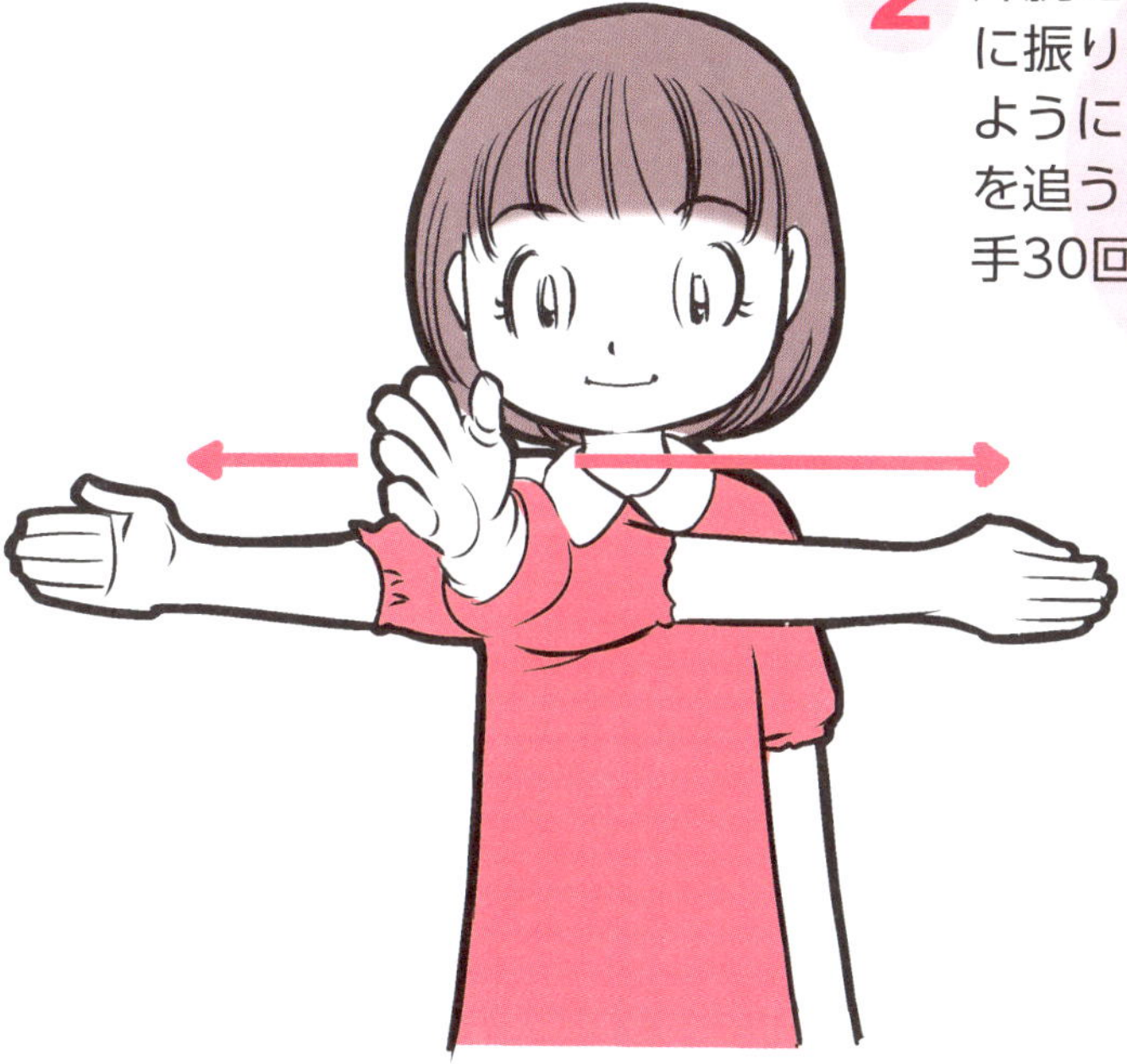

3 ②と同様に、片腕を前に伸ばして、30度くらいの幅で上下に振り、頭を動かさないようにしながら目で手先を追う。これを左手と右手30回ずつ行う。

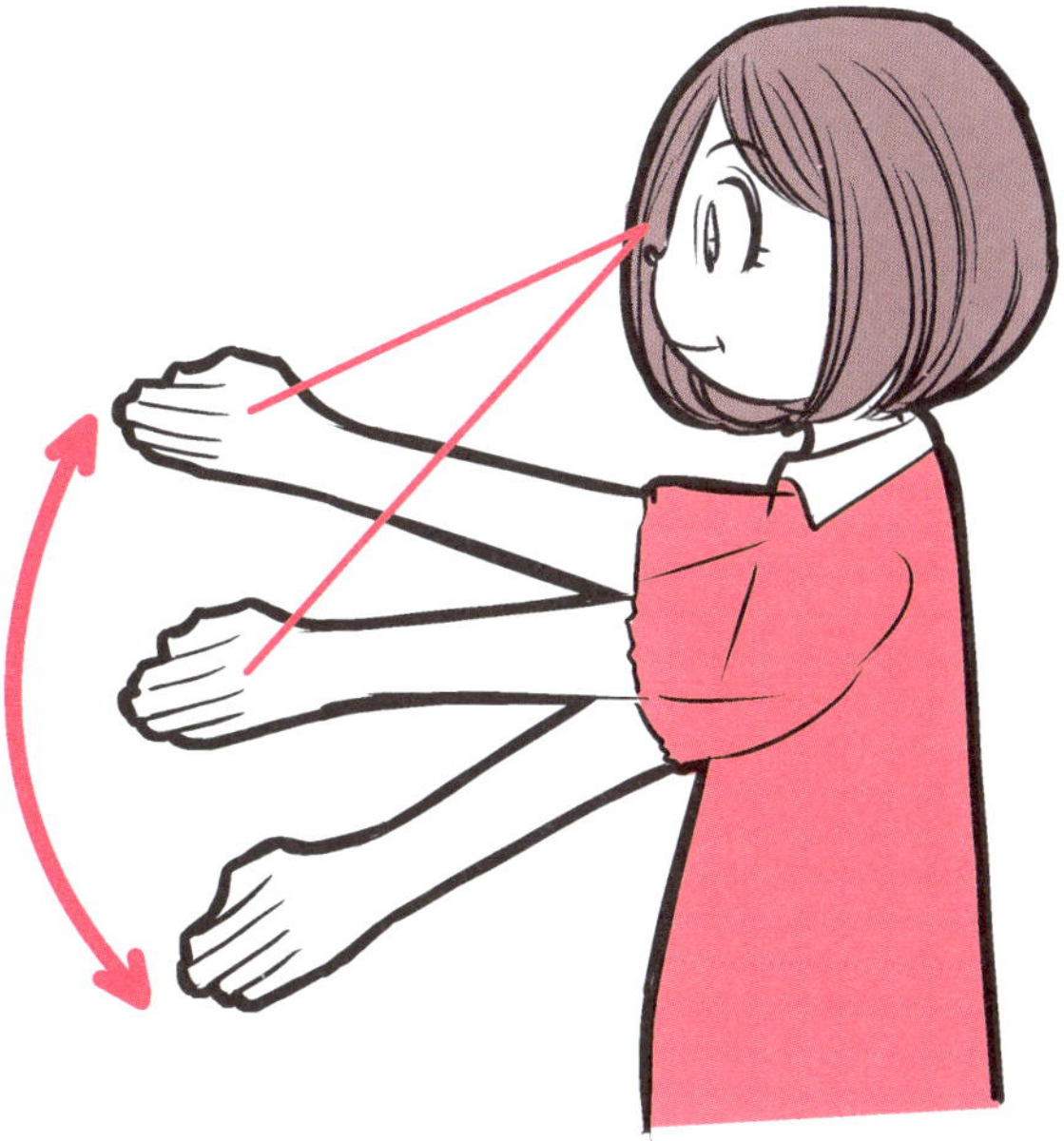

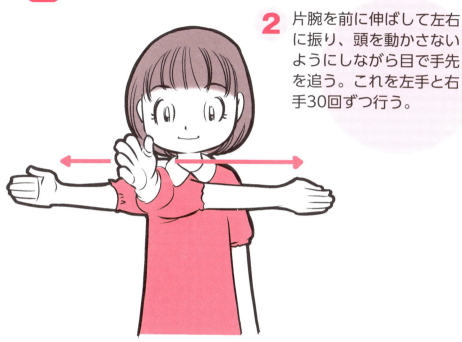

脳を鍛えて聴覚の潜在能力をアップさせる聴覚トレーニング実践法

音がどのように脳に伝わるかは、すでに説明しました。わずかな空気の振動を「音」「声」と認識するために、耳、脳神経、脳幹など、さまざまな器官が関与しています。

現代医学でも治療が困難とされるのが、難聴です。目白大学言語聴覚学科・同大学クリニック院長の坂田英明教授の研究グループは、難聴に悩む患者さんのために「聴覚トレーニング」を開発しました。

これは、坂田教授らが考案した「音源定位」「速聴」「昭和の音」などの特殊音を聴くことにより、人間の生命中枢をつかさどる脳幹が刺激され、聴覚の明瞭度が上がるというものです。約3万本もあるといわれている人間の聴覚の神経線維は、実際に使われるのはほんの一部です。その眠ったままの潜在能力を引き出し、聴覚の可能性を高めていくことができる、と坂田教授らは考えています。

通常は、特殊音源を収録したCDを使いますが、ここでは日常生活の中に応用した4つの実践法を紹介します。

携帯電話探しゲーム

２人以上のグループで行います。１人が部屋から出ている間に、携帯電話を隠します。そのあと部屋に戻ってもらい、携帯電話を鳴らして、どこにあるかを探してもらいます。音の方向を感じ取る訓練で、脳幹のはたらきをよくします。

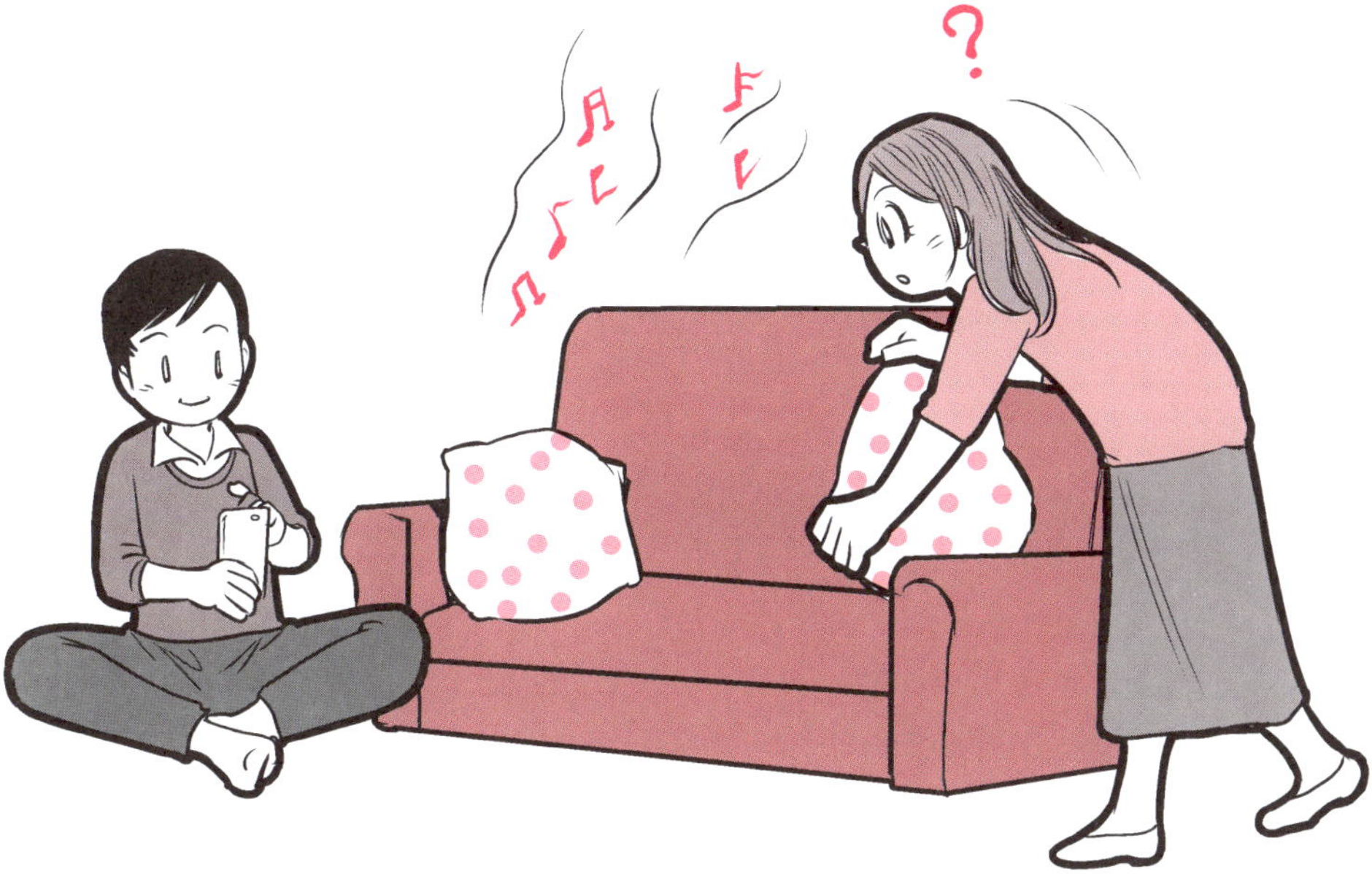

井戸端会議ゲーム

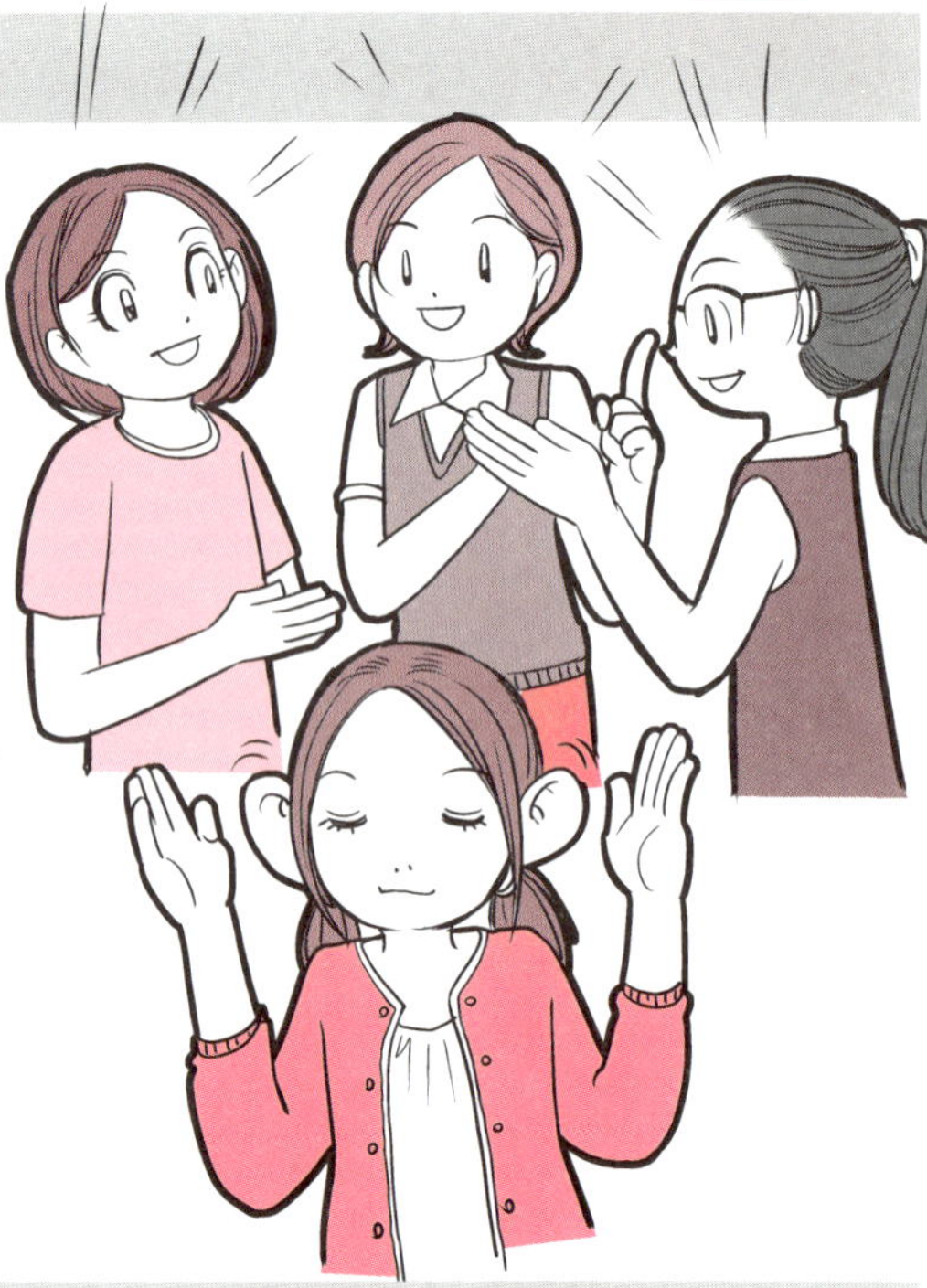

数人のグループをつくり、対象者を除いた人たちが勝手な話をはじめます。この状況の中で、誰がどんな話をしているか、聞き分ける訓練をします。音声を分析、理解する大脳の聴皮質を鍛えます。

速聴トレーニング

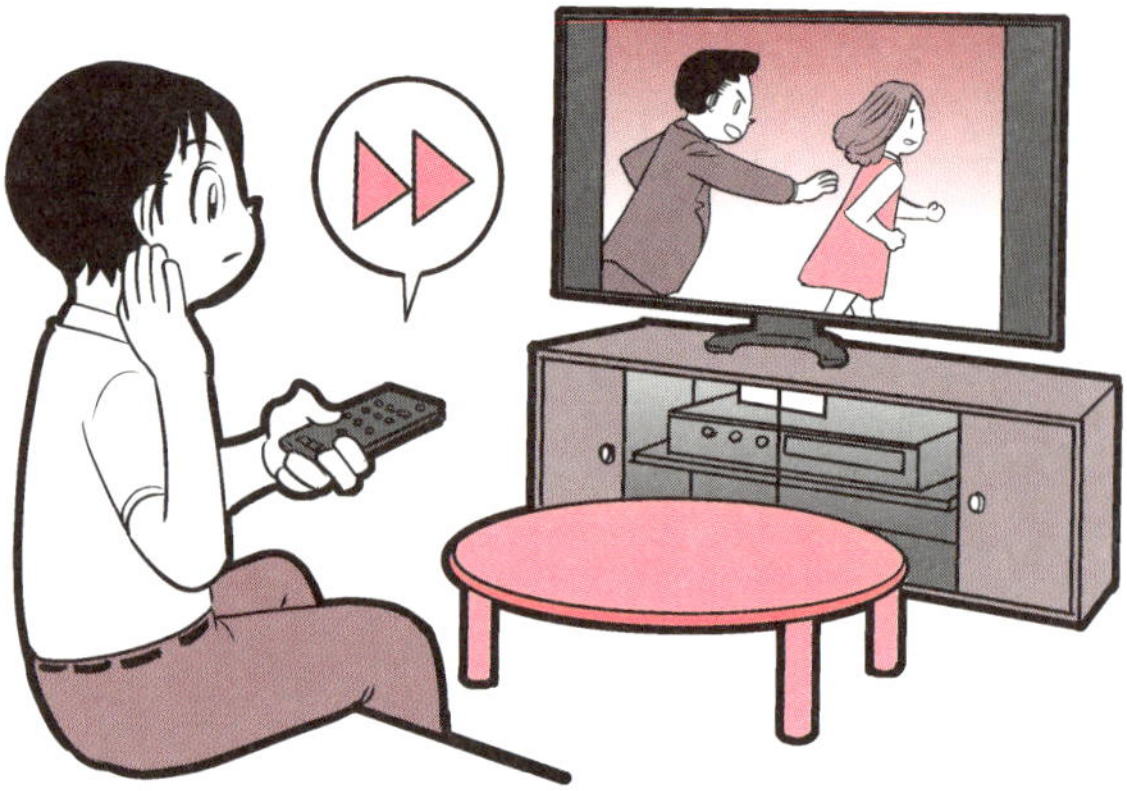

録画した動画を早送りで再生し、高速で流れる言葉に意識を集中して聞き取ります。聴覚器を鍛え、脳を柔軟にする効果があり、日常会話がはっきりと聞き取れるようになるはずです。

自然の音を聞く

鳥のさえずり、虫の音、風がそよぐ音……。自然の音や懐かしい音には、脳を活性化させる効果があります。大脳にある海馬をリフレッシュさせましょう。

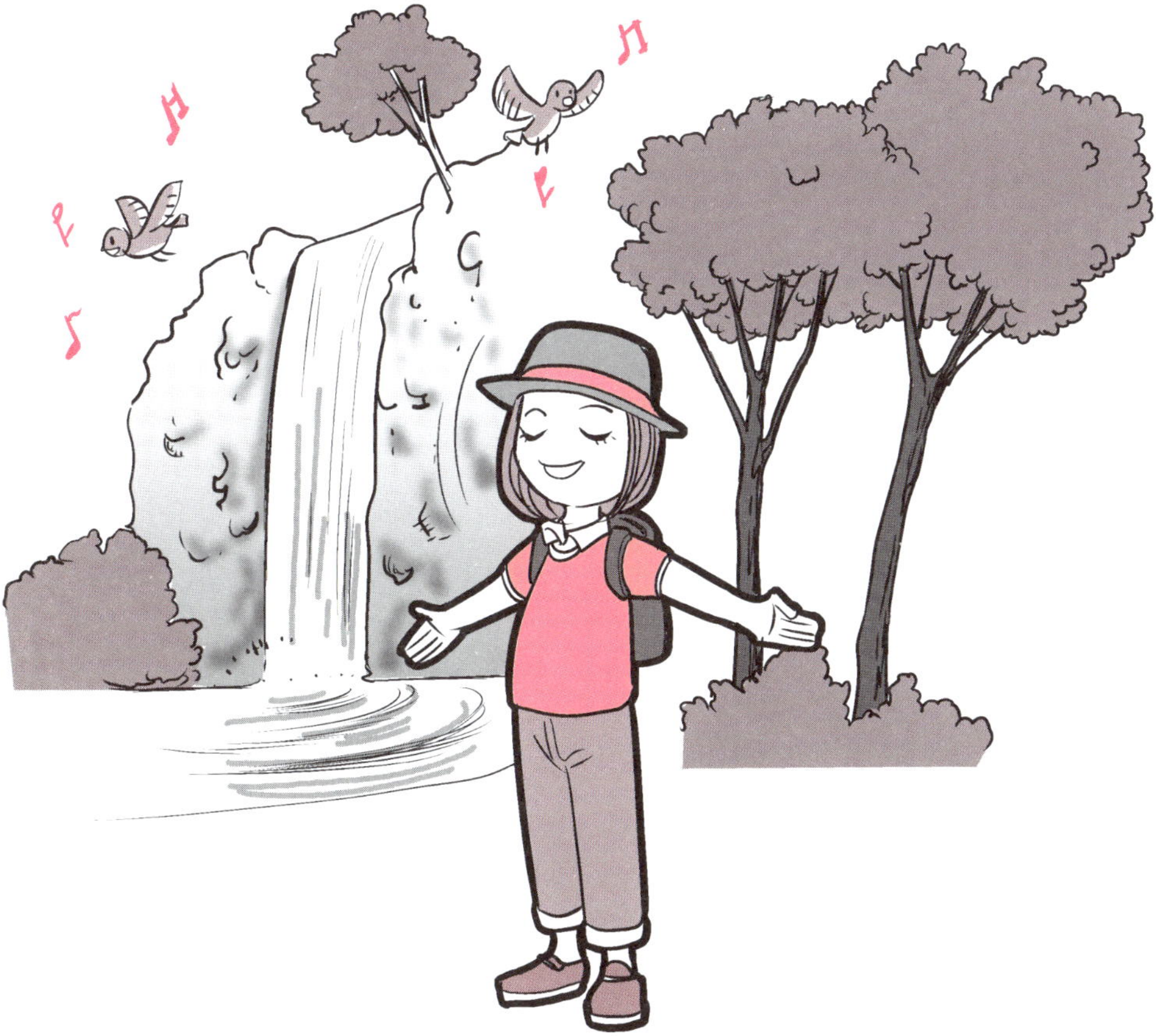

自律神経を整える効果がある！ヨガを基本とする「片鼻呼吸法」

ヨガの呼吸法を基本に考案されたのが、左右の鼻の穴から交互に、息を吸ったり吐いたりする「片鼻呼吸法」です。

やり方は簡単です。左の鼻を押さえて右の鼻から息を吸います。ここで、おへその下、約10㎝のところにある「丹田《たんでん》」というツボに空気がたまることを意識します。この空気が丹田の左に移動したのを感じたら、今度は右の鼻を押さえて左の鼻から空気をゆっくりと吐きます。このときに呼吸に集中することが大切です。朝晩5回くらい繰り返すとよいでしょう。

片鼻呼吸法は、自律神経を整える効果が期待されます。そのため、さまざま健康法に取り上げられています。首から上の血行を促進することで、頭がスッキリします。また、顔の血流もよくなる優れた呼吸法です。

日常生活の中に取り入れやすい習慣なので、ぜひ1か月ほど続けてみてください。頭痛、めまい、耳鳴りが軽減されるはずです。

片鼻呼吸法のやり方

1

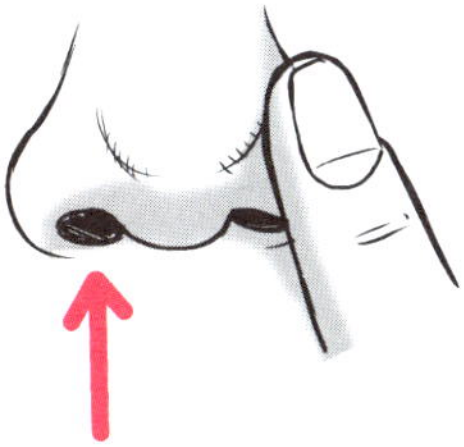

左の鼻の穴を上から指で押さえ、右の鼻の穴から息を吸う。

2

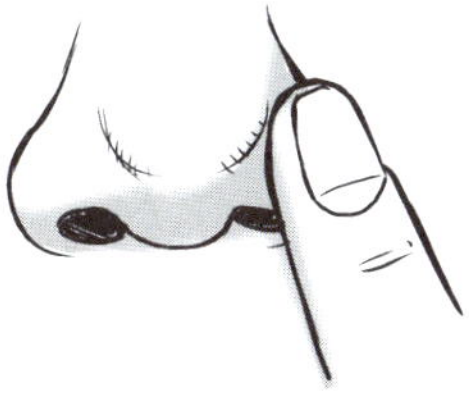

吸い込んだ空気が丹田の左に届いたのを感じたら、息を少し止める。

3

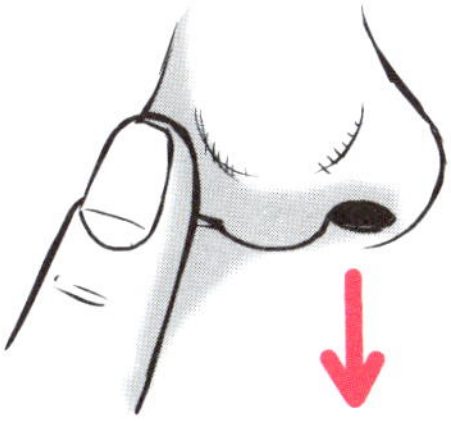

右の鼻の穴を指で押さえ、左の鼻の穴から息を吐く。

4

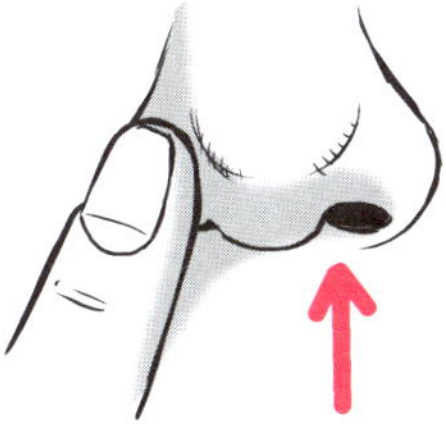

そのまま左の鼻の穴から息を吸う。

5

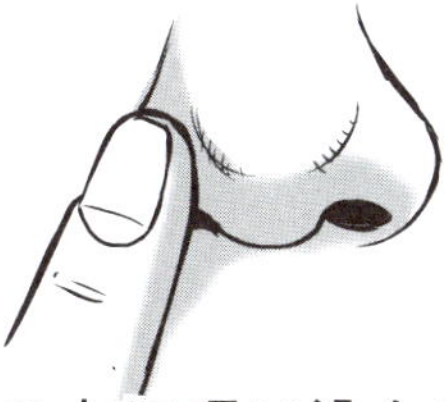

丹田の右に吸い込んだ空気が届いたのを感じたら、息を少し止める。

6

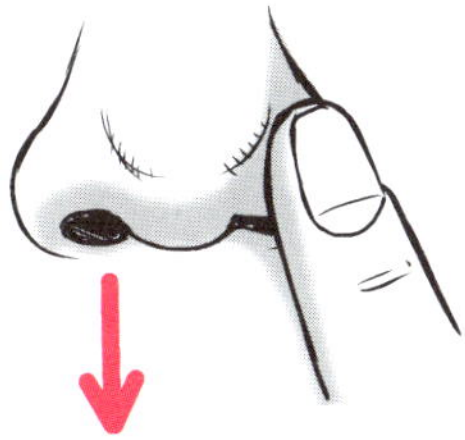

左の鼻の穴を指で押さえ、右の鼻の穴から息を吐く。

ストレスを感じたら、どこでも簡単にできる「筋弛緩法」で対応する！

めまい、耳鳴りは、健康な人にも起こる生理現象です。それが気になるのは、心身のバランスが崩れているためです。日常生活の中で保たれているバランスが崩れる最たる要因は、やはりストレスと筋肉の緊張です。

仕事中や家事の合間に筋肉の緊張をほぐすと、血行もよくなり、日常的な予防や改善につながります。そこで、おすすめしたいのが「筋弛緩法《きんしかんほう》」です。

まず、こっている肩の筋肉に力を入れて、5〜8秒間、緊張した状態を維持します。そのあと、ストンを一気に脱力して10秒間筋肉をゆるめます。

これを数回繰り返すと、こっていた部分の血行がよくなり、ポカポカと温まってきて、リラックス効果が期待できます。両肩でこれを行うと、片頭痛予防や緊張型頭痛の発作時にも効果があります。

筋弛緩法は、どこでも簡単にできるのが利点です。疲れたな、ひと休みしたいな、と思ったときに、職場でも電車の中でも試してみてください。

簡単にできる筋弛緩法

1 両肩を持ち上げて５～８秒キープ。

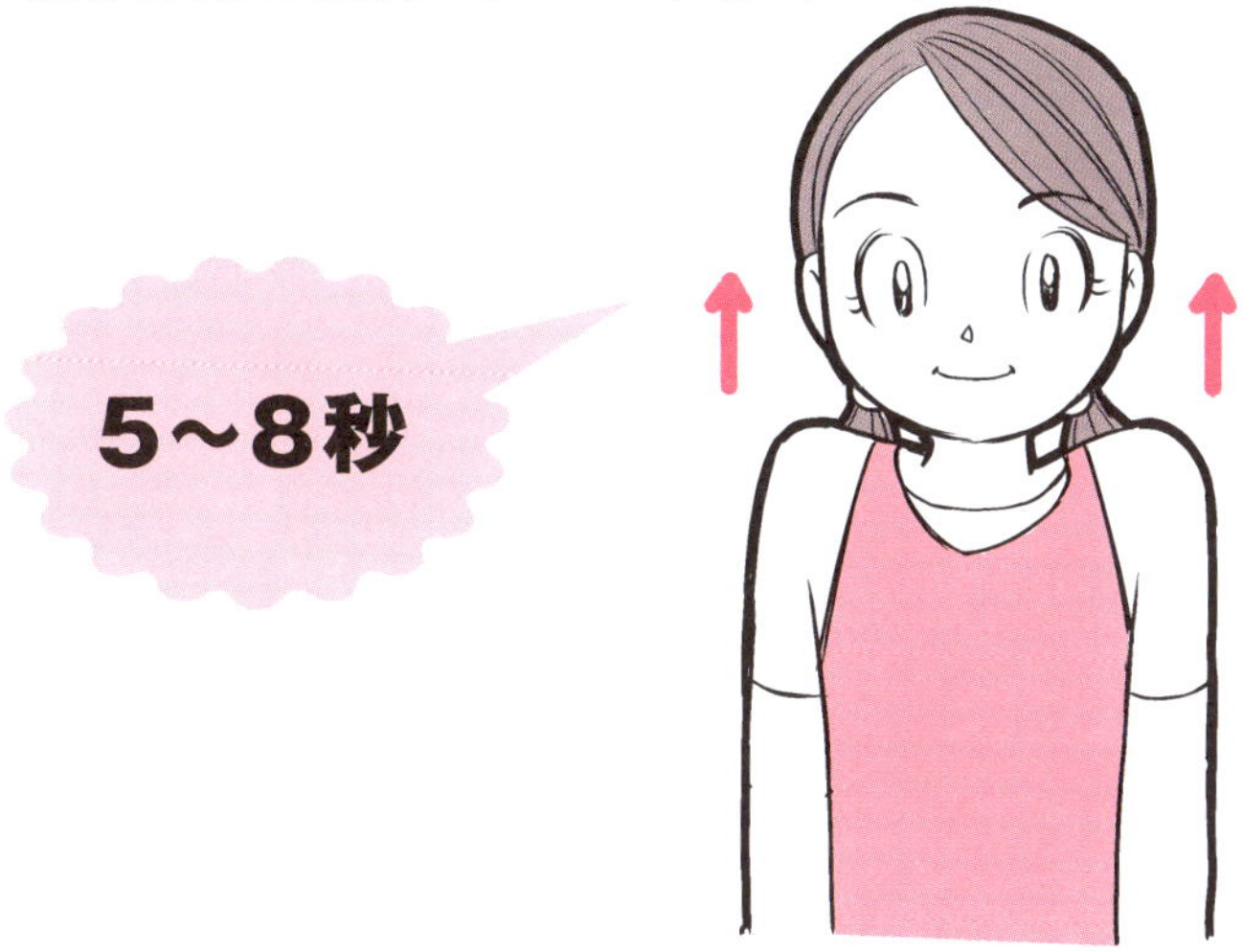

2 ストンと力を抜いて両肩を落として 10 秒休む。

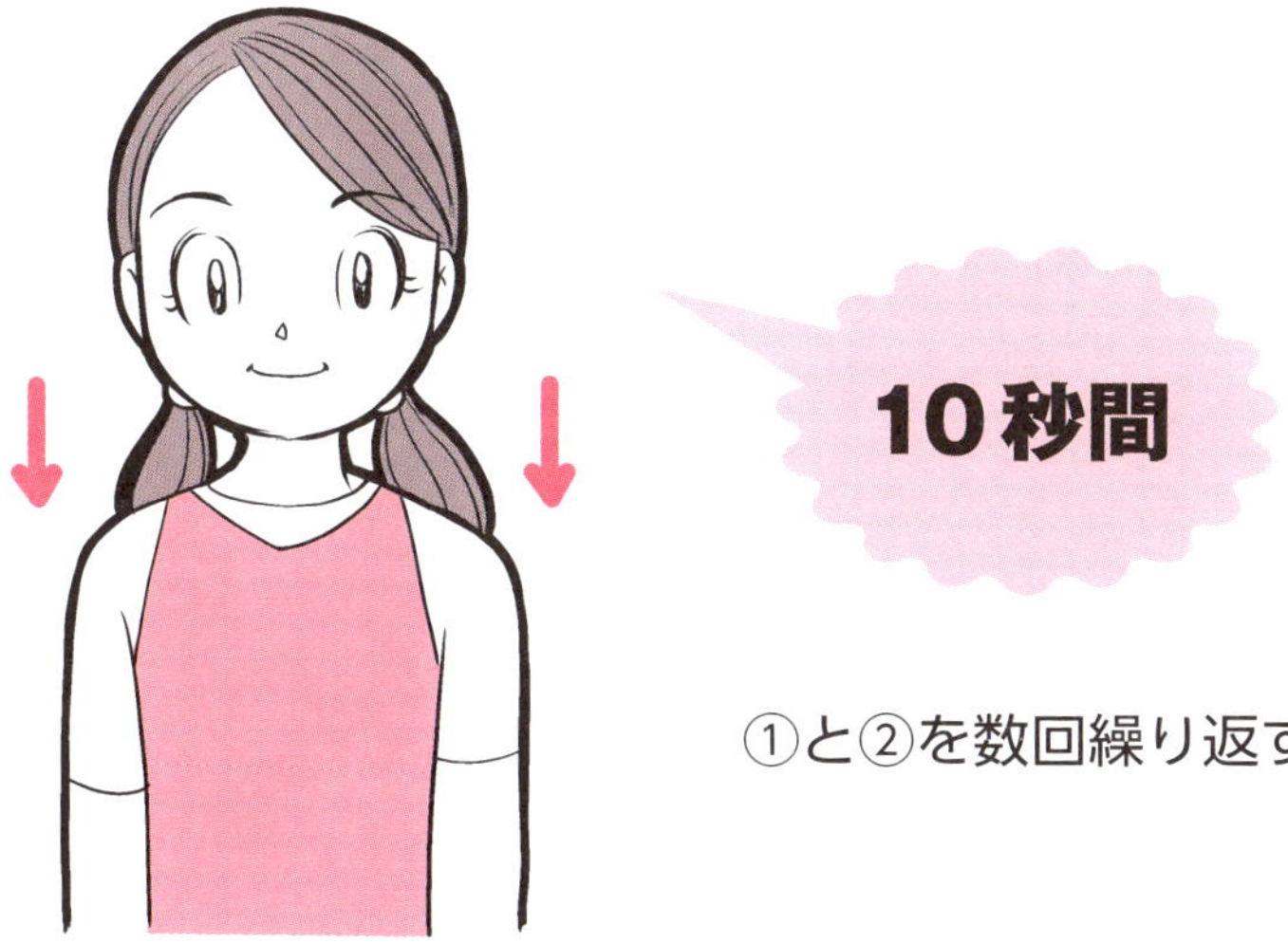

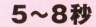

①と②を数回繰り返す。

野菜と魚を中心とした献立、減塩が基本

食生活で注意したいのは、塩分（食塩）のとりすぎです。

塩分が多いと高血圧や動脈硬化のリスクが高まります。脳の血管で動脈硬化が進むと、脳梗塞や脳出血など命にかかわる病気の心配も出てきます。また、めまい、耳鳴りの原因が耳にある場合、とくに内耳神経周辺の血管を健康な状態に保っておく必要があるので注意しましょう。

厚生労働省では、18歳以上の1日の塩分摂取量の目標量を男性8・0g未満、女性7・0g未満（2015年4月1日）と設定しています。

実際の日本人の塩分摂取量は低下傾向にあるものの、平均10・4g（平成24年国民健康・栄養調査結果より）と、諸外国と比べても日本人の塩分摂取量は多いのです。WHO（世界保健機関）では、1日の塩分摂取量は5g未満を推奨しています。

和食は、さまざまな利点があるものの、塩分が多いことも大きな特徴です。これを機会に、食事の塩分量を見直してはいかがでしょうか。

無理なく減塩を実践する7か条

1 漬けものは控えめに

漬けものは1日1回。浅漬けにするなど工夫を。

2 めん類の汁は残す

そば、うどん、ラーメンなどのめん類の汁を半分残せば、塩分摂取量は 40％減らせる。

3 調味料はかけるよりつける

しょう油やソースなどの調味料は、「かける」よりも「つける」ほうが塩分をとりすぎない。

4 加工食品に注意する

ハム、チーズ、練り製品は、塩分が多いので注意したい。

5 食材本来の風味を生かす

旬の素材、新鮮な材料を選べば、味つけが薄くてもおいしく食せる。

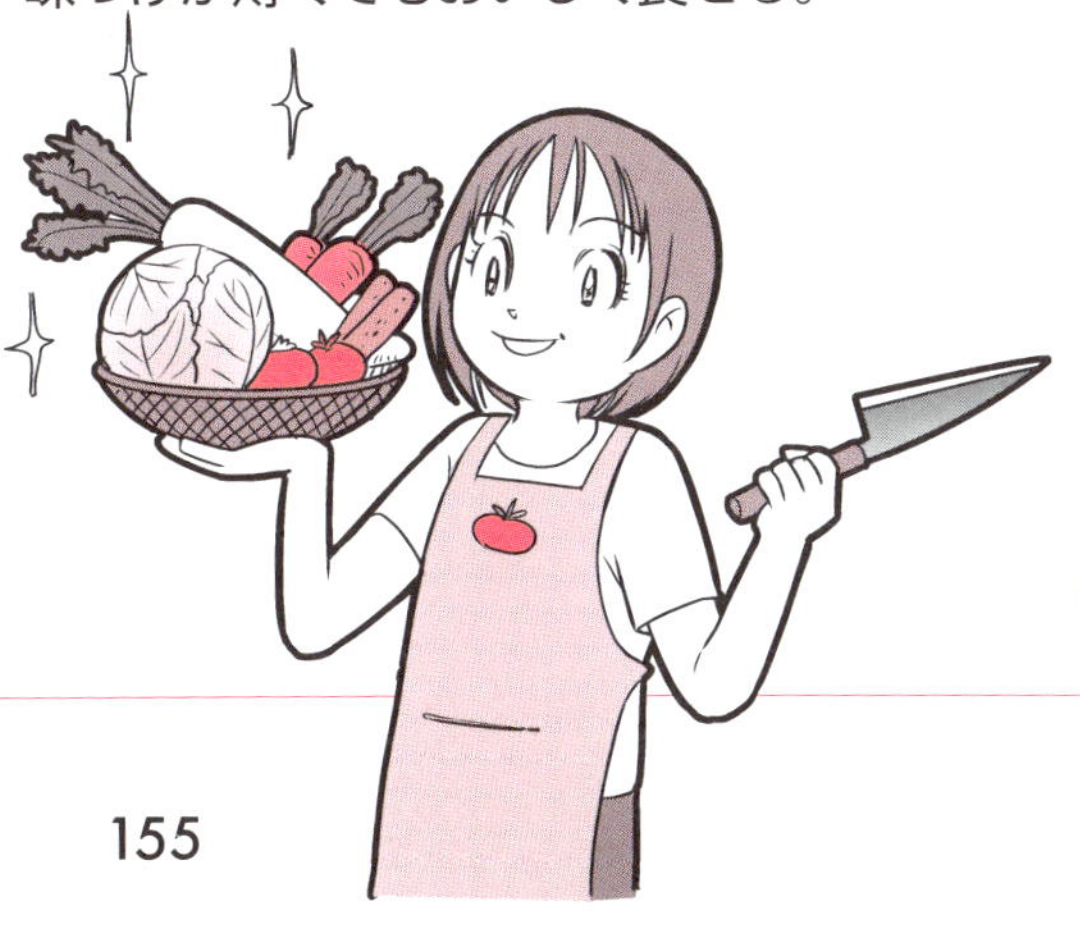

6 酢やレモン、スパイスなどを活用する

塩分を控えて物足りない感じは、酢やレモンなどの酸味、スパイス、薬味などでカバー。かつお節や昆布のだし汁をきかせれば、うま味で減塩に。

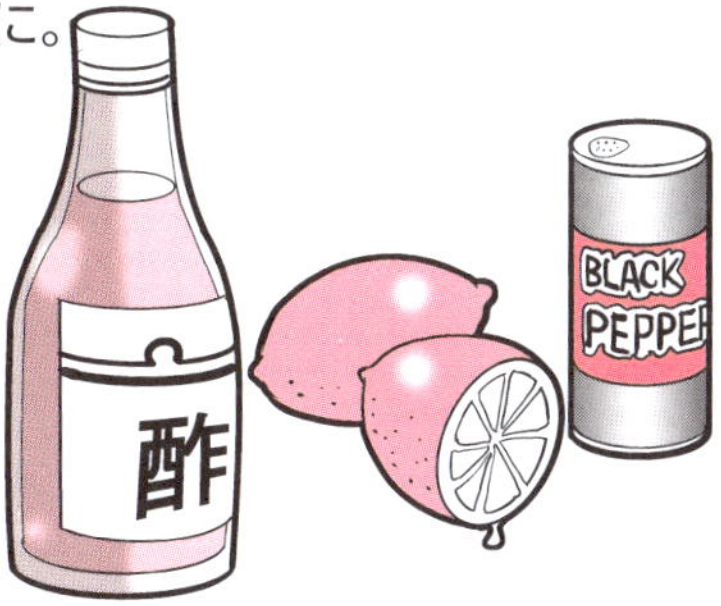

7 みそ汁は具だくさんに

みそはとりすぎると塩分の過剰摂取に。野菜や海藻、豆腐、きのこなどをたっぷり入れて具だくさんにして、汁は少なめにとるように。

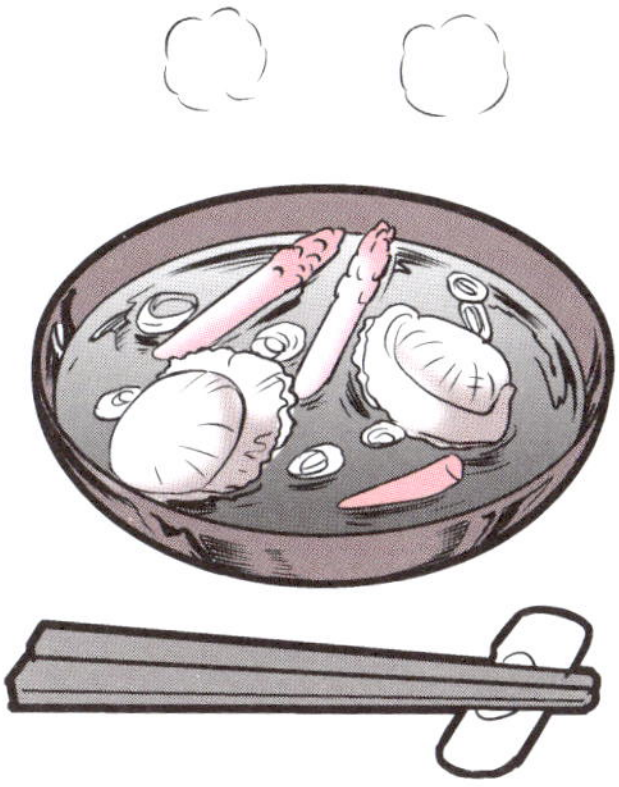

たばこは百害あって一利なし！ ニコチン、アルコール、カフェインの危険性

たばこは百害あって一利なし。たばこには、２００種類以上の有害物質が含まれているといわれます。

その中で、〝３大毒素〟といわれているのが、タール、ニコチン、一酸化炭素です。タールとニコチンは、パッケージに表示されていますが、一酸化炭素は表示されていないため、案外知らない人が多いのです。

ニコチンは血管収縮作用があるため血行を阻害し、一酸化炭素は血中の酸素を奪う性質があります。その結果、頭痛、めまい、耳鳴りを誘発するばかりか、脳梗塞や脳出血、くも膜下出血、心筋梗塞などの危険因子となりうるのです。たばこには、発がん物質も含まれています。喫煙者は、迷わず禁煙を心がけましょう。

コーヒー、紅茶、緑茶などに含まれるカフェインにも、血管収縮作用があります。脳に原因がある頭痛、めまい、耳鳴りには、少量のカフェインはプラス効果がありますが、耳に原因がある場合は、めまい、耳鳴りを引き起こす原因となる場合があります。

ニコチン、アルコール、カフェインの危険性

ニコチン

たばこに含まれるニコチンは、麻薬にも劣らない依存性の強い薬物。やめたくてもやめられない場合、禁煙外来で治療を受けることもできます。

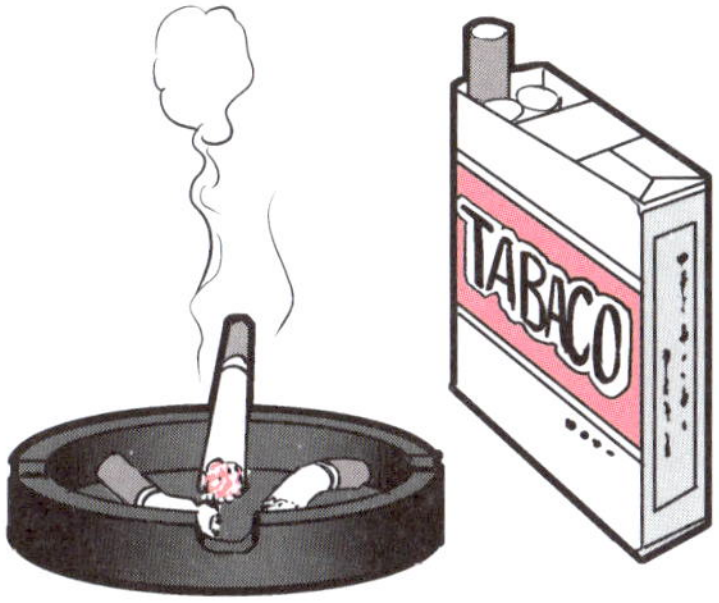

アルコール

飲みすぎると、足がもつれ、ろれつが回らなくなるのは、平衡感覚をつかさどる三半規管や脳幹、小脳の機能が低下している証拠。ビールは中瓶１本、日本酒は１合、ワインはグラス２杯を目安に。

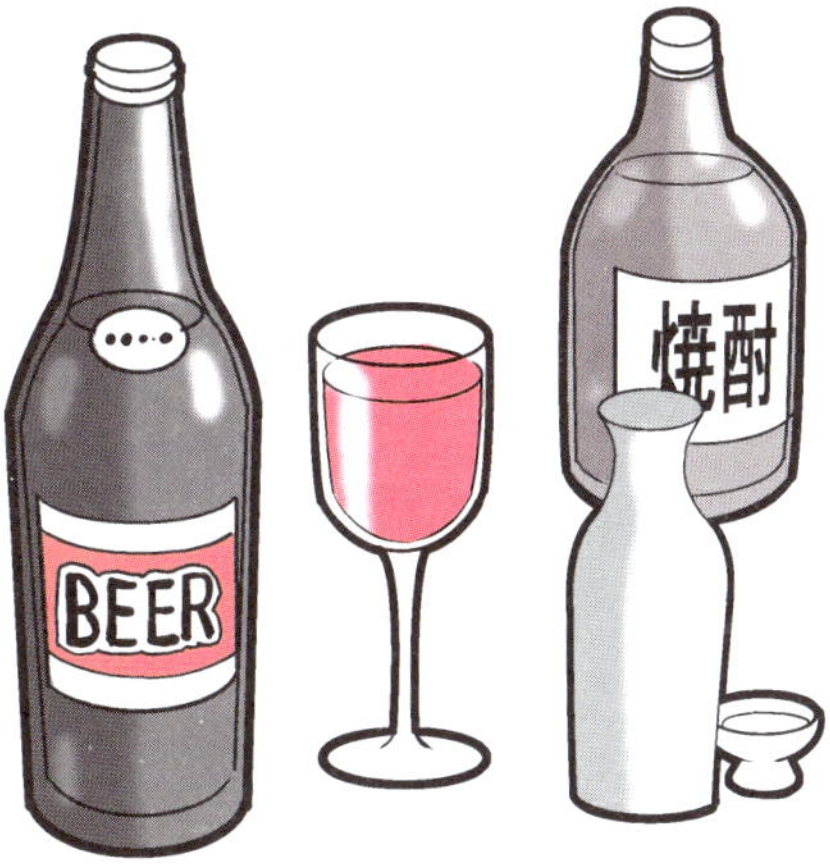

カフェイン

コーヒー、紅茶、緑茶、ウーロン茶などに含まれるカフェインには、覚醒作用や興奮作用があるので、過剰摂取は要注意。子どもや妊婦には悪影響を及ぼすことが知られています。

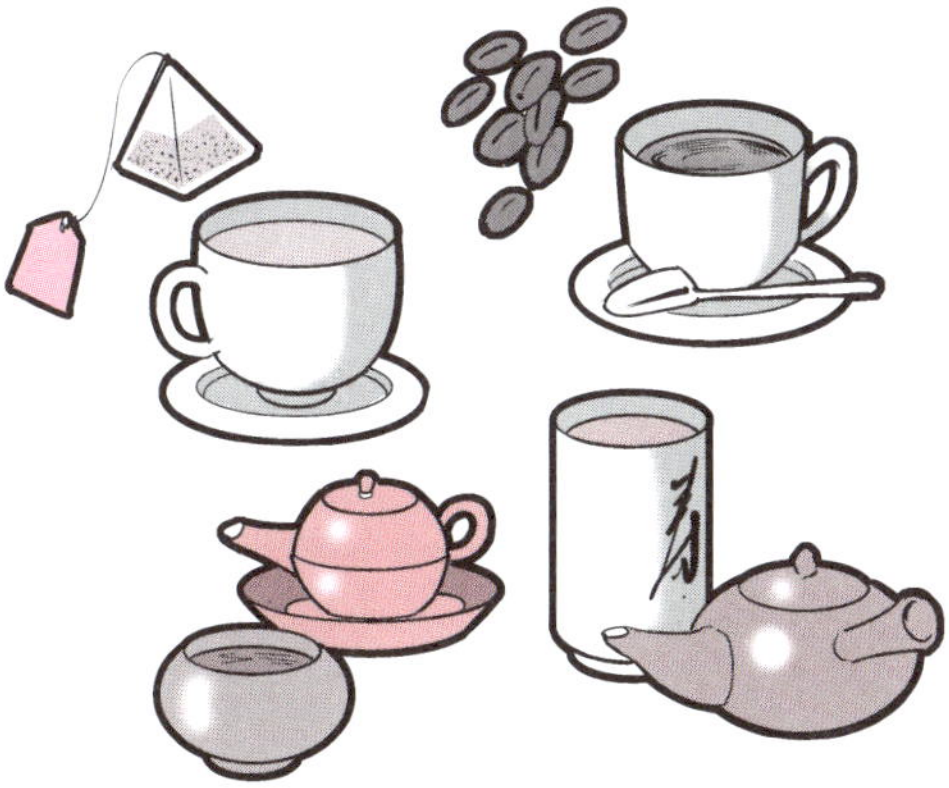

あとがき

私は、「片頭痛持ちには、ズバ抜けた才能がある」という理論を持っています。洋の東西を問わず、歴史上の著名な人物には、片頭痛に悩まされていた人がたくさんいらっしゃいます。私が診察している頭痛外来は、テレビ局が近い東京汐留というロケーションのためか、芸能界で活躍される方々が多く訪れます。これも、私の理論に合致していると日々実感します。

　私の独断による仮説ですが、邪馬台国の女王といわれる卑弥呼は、おそらくひどい片頭痛持ちだったのではないかと思います。片頭痛持ちは気圧や気温の変化に敏感であるため、雨や嵐が近づいてくるのを自分の頭痛で予知できたのでしょう。太古、雨乞いの祈祷《きとう》は大切な神事でした。卑弥呼が雨乞いを行うと翌日は雨が降り、立ち枯れ寸前の穀物はよみがえる。逆に大嵐の前にはそれを予言し、民衆に警告する。その結果、人々は飢えに苦しまず、卑弥呼を神と崇《あが》めたことでしょう。

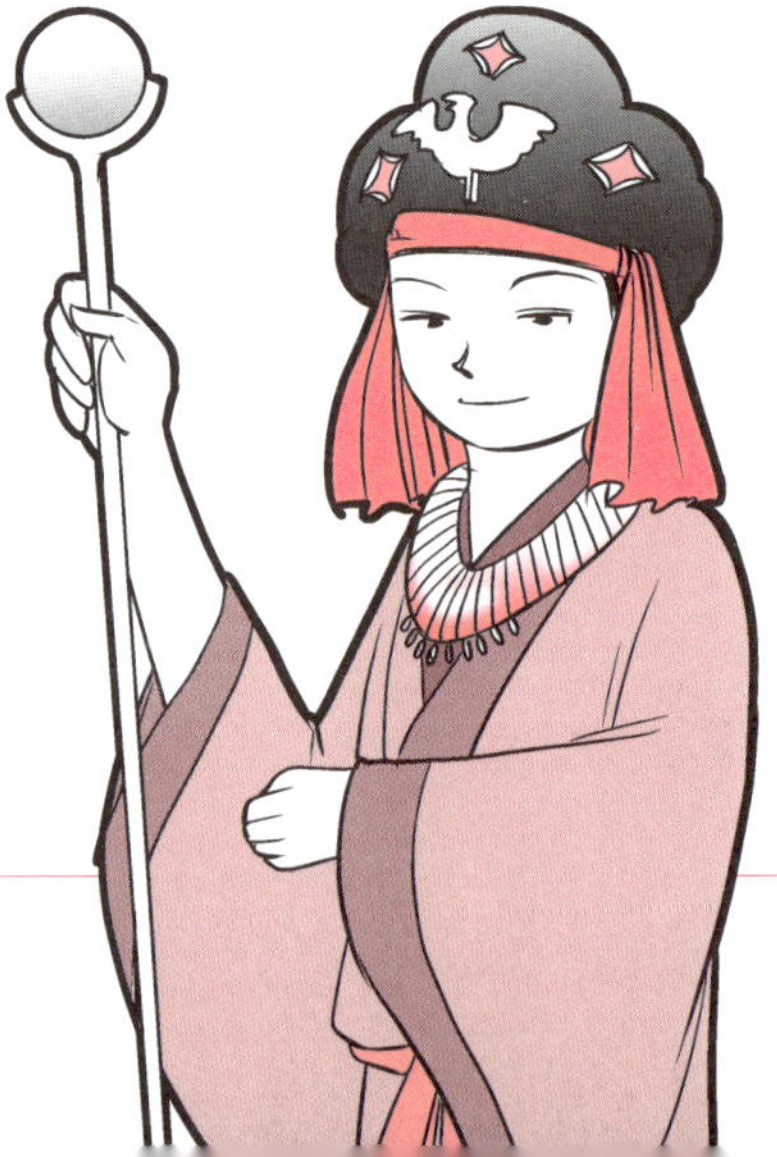

片頭痛の視覚前兆として、ギザギザした光が出現する閃輝暗点《せんきあんてん》があります。そのため、明るい光に過敏に反応する人が多いのですが、ゴッホやピカソの作品を思い浮かべると、なんとなく納得がいきます。あの真っ赤や真っ黄色などの原色は、片頭痛持ちがもっとも嫌う色彩です。彼らは、自分が嫌う色彩をキャンバスに封じ込めようとして、発作と闘いながら描いていたのかもしれません。

このほか、作曲家のベートーベン、作家の夏目漱石や芥川龍之介、樋口一葉、放射線研究でノーベル賞を受賞したキュリー夫人も片頭痛持ちとして有名です。

慢性頭痛は、脳の過敏性の高さゆえ、ときに生きづらい面もあるでしょうが、その過敏性がよい方向に発揮されたときには、才能に秀でた人物になりうるのです。慢性頭痛に悩んでいるみなさん、片頭痛の持つマイナスイメージを、少しは払拭できたでしょうか。

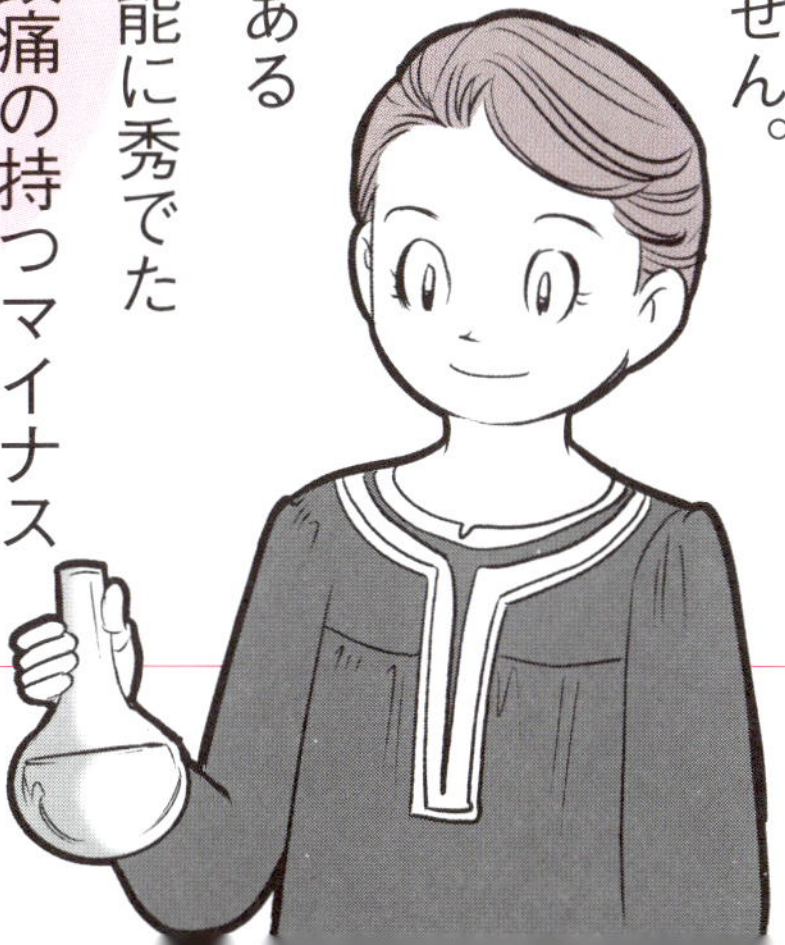

清水 俊彦

監修者紹介
清水俊彦（しみず・としひこ）
東京女子医科大学脳神経外科頭痛外来客員教授

●所属学会・認定・資格
日本脳神経外科学会認定医　米国 National Headache Foundation 認定医
日本頭痛学会幹事や監事を歴任、現在議員　日本頭痛学会認定指導医
全国慢性頭痛友の会顧問を歴任　獨協医科大学 神経内科学講座 臨床准教授

●著書
『「頭痛くらい」で病院へ行こう』（河出書房新社）『頭痛外来へようこそ』（保健同人社）
『ママ、頭が痛いよ！子どもの頭痛がわかる本』（ワンツーマガジン社）
『おとなの頭痛を治す本　頭痛・めまい・耳鳴り・難聴の最新治療がわかる』（角川学芸出版）
『最新　頭痛　耳鳴り　めまい　難聴を治す本』（主婦の友社）
『脳は悲鳴を上げている 頭痛、めまい、耳鳴り、不眠は「脳過敏症候群」が原因だった⁉』(講談社)

●参考文献
『頭痛女子のトリセツ』（清水俊彦著　マガジンハウス）、『新型頭痛「脳過敏症候群」のすべてがわかる本　今、解明された「しつこい頭痛と頭鳴」のメカニズムと治療法』（清水俊彦監修　講談社）、『脳は悲鳴を上げている　頭痛、めまい、耳鳴り、不眠は「脳過敏症候群」が原因だった⁉』（清水俊彦著　講談社）、『めまい・耳鳴りをすっきり治すコツがわかる本』（清水俊彦監修　学研パブリッシング）、『ひとりで悩まなくてもいい！図解　めまい・耳鳴り・頭痛の正しい治し方と最新治療』（清水俊彦著　日東書院）、『美楽』（夕焼け創造研究所）

編集協力／関根有子、フロッシュ
カバー・デザイン／CYCLE DESIGN
本文デザイン／アトリエ佐久間
カバー・本文イラスト／TAKAO
校閲／校正舎楷の木
編集担当／横塚利秋

＊本書に関するご感想、ご意見、ご質問がございましたら、書名記入の上、
下記メール・アドレス宛お願いいたします。
firstedit@tatsumi-publishing.co.jp

「図解　専門医がサポートする！
しつこい頭痛をぐんぐん解消させる！最新治療と正しい知識」

2016年2月5日　初版第1刷発行

監修者　清水俊彦
発行者　穂谷竹俊
発行所　株式会社日東書院本社
〒160-0022　東京都新宿区新宿2丁目15番14号　辰巳ビル
TEL：03-5360-7522（代表）
FAX：03-5360-8951（販売）
URL：http://www.TG-NET.co.jp

印刷所／図書印刷株式会社　製本所／株式会社宮本製本所
 ISBN978-4-528-02060-3